健康治理

每个人需要的理念与行动

杨积堂◎著

JIANKANG
ZHILI

Governance for Health
Principles and Practices for Everyone

光明日报出版社

图书在版编目（CIP）数据

健康治理：每个人需要的理念与行动 / 杨积堂著 .

北京：光明日报出版社，2025. 1. -- ISBN 978-7-5194-

8419-4

Ⅰ. R161

中国国家版本馆 CIP 数据核字第 2025DV0202 号

健康治理：每个人需要的理念与行动
JIANKANG ZHILI: MEIGEREN XUYAO DE LINIAN YU XINGDONG

著　者：杨积堂

责任编辑：刘兴华　　　　　　　　责任校对：宋　悦　温美静

封面设计：中联华文　　　　　　　责任印制：曹　净

出版发行：光明日报出版社

地　　址：北京市西城区永安路 106 号，100050

电　　话：010-63169890（咨询），010-63131930（邮购）

传　　真：010-63131930

网　　址：http://book.gmw.cn

E - mail：gmrbcbs@gmw.cn

法律顾问：北京市兰台律师事务所龚柳方律师

印　　刷：三河市华东印刷有限公司

装　　订：三河市华东印刷有限公司

本书如有破损、缺页、装订错误，请与本社联系调换，电话：010-63131930

开　　本：170mm×240mm

字　　数：94 千字　　　　　　　　印　　张：10.5

版　　次：2025 年 1 月第 1 版　　　印　　次：2025 年 1 月第 1 次印刷

书　　号：ISBN 978-7-5194-8419-4

定　　价：68.00 元

健康治理

每个人需要的理念与行动

杨积堂

前　言

　　为什么我突然要把这本书写出来？虽然手头有很多关于社会治理的任务，城乡社区的项目压力也非常大，而且需要完成很多拖欠的任务。但是，当我有一天晚上，跟家人一起在望京来广营的铜锅鱼店吃饭的时候，突然胸口传来一股剧烈的疼痛，就像针扎了一样，以前像这样的疼痛我都不会在意，但现在毕竟已经到了一个应该关注自己身体健康的年龄，所以它引起了我的警觉。好在当时没有什么非常严重的后果，吃了爱人随身携带的药物，回到家以后还是觉得胸口有一种闷痛的感觉。

　　第二天正好是周六，我尝试着去挂北京市治疗心脏疾病最好的阜外医院和安贞医院的号，非常幸运，我挂到了第二天上午安贞医院杨志伟副主任的号。早晨到了安贞医院，虽然在疫情期间，但医院里还是有很多人，大厅内熙熙攘攘，大家都排着队等待检查行程码，查完行程码我按部就班进了安贞医院的心脏内科。当时杨志伟大夫了解了我的情况，问了我的症状之后，说可能需要做 CT 检查。当时应我的要求做了心电图，做完以后发现一切正常，没有问题。然后把做 CT 的时间约在了第二周的星期三。在此期间非常有意思的是，周一晚上在聚会上认识了大学同学的朋友，北京空军总医院心血管外科专家张红超主任，他现场给我做了一些检查，说我的状况应该没有什么大的问题，疼痛应该是神经性疼痛，与心脏本身相关性不是特别大，这样倒是给了我一丝安慰，让我吃了定心丸。在当天的沟通过程中和张红超医生聊得非常开心，讲到了过度医疗的问题，他听说我在做社会治理层面的研究，我们就从社会治理聊到了健康治理，我们一致希望社会学界、医学界、运动界、饮食界、社会治理界等各个领域，共同倡导健康治理。健康治理需要我们每一个人来参与，增强自身的健康理念和健康预防意识。有了疾病之后如何做好健康治理，应该成为我们关注的重要内容。

我周三做完心脏外科加强 CT 之后，周五拿到片子，又找了另外一位吕大夫，他给我讲解了心脏的构造，片子显示我心血管的左前降支近段管壁可见非钙化斑块，管腔狭窄 50% 左右，这就意味着我已经成为一名冠心病的患者了。我当时有点震惊，我总觉得自己还是很年轻的状态，虽然已过知天命之年，但是在我的认知里我还非常年轻，我的身体机能一直都很正常，从来没有想象过这种状况会出现在我的身上。我开始反思自己对健康的态度，反省自己的生活方式，反省自己的工作方式，反省自己的休息方式。我突然发现自己对身体没有足够的重视，没有把健康当作头等大事，因此才会导致这种状况发生。当时我的心情很复杂，一方面明白了自己的身体状况，另一方面这也给我敲响了一记警钟，让我明白我应该做什么：我应该把自己对健康的认识、对于健康的理念、对健康的思考分享给大家。

与此同时，我预约了下周一下午张红超主任的号，想再仔细看看片子的情况，让他帮我做一个分析。那天下午在空军总医院的四层，病人依然很多。每一次在医院看见熙熙攘攘的患者，我都有一种强烈的感受，现在我们的生活好了，为什么大家的健康状况反而不好了呢？这么多人出现健康问题，都挤在医院里，我们是不是对健康认识得太晚了，我们是不是在来医院之前甚至来了医院之后，也没有正确地认识到身体本身、健康本身与医疗之间的关系？医疗治的是病，但是不见得就能系统地改善我们的健康，那么我们的健康到底要靠谁？有多少成分靠医疗，多少成分靠我们自身？健康治理要在生活中参与、在工作中参与、在运动中参与、在饮食中参与，我们才能拥有一副健康的身体以及健康的状态。

每天清晨或者晚上，在公园里、小区里、运动场上会看到很多人在进行体育锻炼，这是一种非常好的现象。但是仅靠运动就健康了吗？影响健康的因素到底还有哪些？我们有没有系统地去思考健康，思考影响健康的因素？从源头上对健康加以治理，这就是我想跟大家一起交流、一起分享健康治理的原因，也是这本书呈现在您面前的原因。也许不是简单地传递一种健康的理念，更重要的是需要我们一起参与到健康治理中。

健康治理在国内还不是一个被广泛认知的概念和理念，但是早在2012年，世界卫生组织欧洲区域办公室全球卫生项目组伊洛纳·基克布施（Ilona Kickbusch）主任和戴维·格莱谢尔（David Gleicher）项目官就从战略层面发布了《21世纪健康治理》（*Governance for Health in the 21st Century*），旨在解决健康的优先决定因素而引入创新型协作式治理机制和健康治理战略方法。所谓健康治理（Governance for Health），就是让政府充当协调者，将社会、市场和个人整合起来，通过制度和政策安排形成合力，真正实现"不得病""少得病"和"病有所医"，满足人们对美好健康生活的需求。

我非常认同这样一个健康治理的理念，也希望我们更多的人能够有所觉悟，也成为自身健康治理的参与者，成为一个健康治理的主体，把治理的理念、治理的行动更广泛地传播下去，以便影响到我们周围更多的人。健康的个体、健康的家庭、健康的社会，需要我们一起携手，需要我们一起坚持，需要我们一起探索！

目 录
CONTENTS

目

录

第一章
健康是一种能力

有一天，空军总医院张红超主任约我下班后到他的办公室，交流未来如何更好地进行健康治理。他跟我从饮食、运动讲到工作、心理等很多方面，我们进行了深度的交流，同时他还送我一本书，是他和另外一位同事撰写的，书名叫作《运动对心脏疾病的治疗》，送书的同时他还给我写了一行字："健康是一种能力。"我说我们太需要这种能力了，我们很多人可能工作能力很强，别的能力也很强，但是很多惨痛的教训让我们看到，很多人在强化其他能力的同时，忽视了健康这个能力。

我希望更多的人将"健康是一种能力"作为一种认知，来共同重视健康能力的塑造和健康能力的养成，就像我们提升自己的工作能力、应酬能力、运动能力等其他能力一样，来把健康这个能力建立起来，提升每一个人的健康水平。让每一个人都有这种能力，首先要有这样的认识，同时要有塑造这种能力的方法。现在是新世纪新时代，我们到了小康社会，国家发展到今天，要建设健康中国，要建设全民健康社会，非常需要这种能力。张红超主任也颇为赞同，他和同仁们正在撰写一本关于健康饮食方面的作品，希望大家从生活中的一点一滴来提升健康的能力。同时我提出可以在我开展的社会治理研究中，在城乡基层社会治理研究院下面做一个健康治理研究的板块。我们请医学、运动、营养、社会等学界的学者共同参与，来倡导健康治理理念，引导更多的人培养健康治理意识，同时提高健康治理能力，真正把健康作为一种能力提上议事日程。

健康作为一种能力，到底有着什么样的构成？它是一种什么样的能力？

第一，健康认知能力。我们此刻应当静心思考：我们是怎样认识健康的？我们对自己的健康了解吗？我们对健康的各种要素了解吗？在我们的成长过程中，在我们的教育体系里还缺乏系统的健康教育。我们在生活中，除个别人有意识或者医学专业人士对健康的认知比较清晰外，绝大多数的人对健康都缺乏系统认知，对健康的判断，尤其对自身健康的认知缺乏了解。我们可能认为自己是一个健康的人，那么到底是不是健康，健康的指数是什么样的，健康的状态是什么样的，是不是我们已经处在亚健康状态，对于这些我们都缺乏相应的认识。就像我自己，都到了知天命之年，对于健康的很多术语和词汇都缺乏基本的认知。我们很多人对健康的一些标准，对健康的一些指数，对健康的一些维持方式，都缺乏认知。所以我们的第一项能力就应该是健康认知能力，认知什么是健康，哪些是健康的标准，我们是不是健康。对于健康的认知能力，未来还需要专业人士做健康的认知标准，我们尽可能地把什么是健康，从多维度多角度给出一定的界限，来增强每一个人认知健康的意识，也提升每一个人认知健康的能力。当然对于健康的认知，除了自我认知，还要借助于专业的医疗评估、健康体检、健康评估，来对每一个人的健康有一个较为科学的认知。所以要提升健康能力，首先就是要增强对于健康的认知能力。

第二，健康治理能力。我们要培养对健康的自我治理能力，根据自身对健康的认知，和对自我身体状况的认知，给自己制订一个健康的治理规划，让自己在饮食、运动、生活习惯、工作处置、心态调整、社会关系、情感维系等方面，形成一个适合自己的健康治理规划，有了这样一个健康治理规划，我们首先就有了对自己健康治理的一个系统的安排和关注。会不会进行健康治理，有没有健康治理的意识，健康治理能不能落实，这都是一个人的健康能力。

第三，健康应对能力。很多情况下，我们的身体在遇到特殊状况的时候，我们能不能正确地应对特别重要，如果应对及时，我们可能会转危为安，否则可能会发生非常严重的后果。这种健康应对能力不仅仅是对自己，还包括家人、周围的同事朋友和遇见的人出现了特殊状况的时候，我们有没有合适的、及时的、科学的应对能力，比如，人工呼吸、心肺复苏、急救、药品使用、及时的判断、发生状况以后的处置程序、紧急包扎等，以及我们能不能进行紧急的应对。试问这项能力你有没有，能力强不强？你评估过你有什么样的能力吗？你会心肺复苏吗？你会人工呼吸吗？你会紧急包扎吗？你能判断出心脏疾病的紧急救助药物吗？出现情况以后，你应该去找谁？你周围有没有一个来往密切的医学专家，可以随时进行电话咨询？健康的应对能力考验着我们每一个人。这个能力需要我们逐步地构建，逐步地学习，慢慢地养成，我们全民的健康应对能力越强，我们全民的健康保障就越好，自救的能力就越强。

健康应对能力主要是针对自救的，很多人在出现特殊情况时，都没来得及自救，就在紧急状况下离开了人世，非常可惜。记得若干年前我的一位同事开车外出，身体不舒服，就把车停在路边，由于应对不够及时，没有来得及自我抢救，就在马路边离开了人世，非常令人惋惜。像这样的事例还有很多，都是由于健康应对不及时造成严重后果。比如，甘肃景泰的马拉松比赛，比赛过程中出现冻雨，在出现极端天气的情况下，该怎么去应对？其中一个幸存者，他的应对就非常科学和及时，当然他也非常幸运，有牧羊人对他进行了救助，但是也离不开他自己当时采取的自我保护措施。这都是健康的应对能力，包括生存能力，对于疾病，对于特殊的极端情况，这种生存能力都是需要提升的。这就是健康应对能力。

第四，健康维持能力。一般来讲，绝大多数人天生就是健康的，我们怎么把与生俱来的这种健康的体魄、健康的身心，维持得更久、更加有品质？首先我们要有维持健康的意识，我们要正确地认识到，随着年龄的增长，随着工作压力的增大，随着各种意外的出现，我们的健康有可能会受到损伤。随着年龄的增长，我们的体质就会下降，这个时候身体就会发生退化，甚至病变。在这种情况下，我们要有健康维持的意识并制订健康维持方案，针对不同的时间段、不同的状况，对健康治理的方案进行调整，使得我们的健康状态维持得更好，维持得更久。比如说，钟南山院士已经80多岁了，但是他的状态根本不像80多岁的样子，反而年轻有活力，在工作上能够为民众做贡献。同时他的整个身心状态非常好，像这样的状态，就体现了一个人健康维持的能力。那么我们自己有没有健康维持的能力，有没有健康维持的意识和健康维持的方法？维持健康也许非常简单，但是你有没有这样去做呢？

第五，健康为先的坚定理念。在生活中，一时的口腹之欲和身体健康哪个更重要？比如，饮酒、抽烟、熬夜、贪吃某一种油腻的食品，等等。在这些面前，你做出判断的时候，以什么为标准？以自己一时的口腹之欲为标准，还是以自己的健康为标准？

如果说你有一种能力，当你能把健康放在第一位的时候，你就有了克制某种不良生活习惯的意识、决心和行动，否则健康作为一种能力就是一句空话。因此如果健康为先的理念根植在你的内心，那么，当面临选择的时候，肯定是以健康为先，不会以牺牲健康去换取金钱，不会以牺牲健康去换取荣誉，不会以牺牲健康去换取一时的口腹之欲。

我的大哥曾患有较为严重的胃病，后来手术做得非常成功，但他特别喜欢吃老家的搅团，喜欢吃羊肉，也喜欢吃大蒜，但实际上根据医嘱这些都不能吃，但他术后没有很好地克制自己的饮食欲望，没有管控好饮食结构，在治疗恢复期间导致病情反复，最后形成了非常严重的后果，没能维持住健康的生命，非常遗憾地离开了我们。这一方面是他的自我克制能力弱，另一方面更重要的是他没有把健康为先作为一种能力，作为一种理念。把这种理念变成一种行动，并没有那么简单，所以健康是一种能力，最终的落脚点是健康为先的理念。只有在任何评判和选择的过程中真正把健康为先作为一种评判标准，我们才可以往后探究如何进行健康治理。

第二章
健康是一种价值观

健康并不简单是一个人的身体健康，它是一个综合的生态系统。我们所说的健康是一个健康的生态系统，当你的心理、生理、生活习惯、心态、生活方式、饮食习惯等形成一个运行良好、积极有效、蓬勃向上的系统的时候，才能够说你有一个非常健康的、有品质的生活。因此，健康是一种价值观，只有把这种健康的理念作为一种价值观的时候，我们的健康才能够真正得到保障。在这一章我跟大家一起探讨：我们如何把健康作为一种价值观来进行塑造，我们到底要塑造怎样的健康价值观，这个价值观里应该包含哪些要素？

在此之前我先给大家分享一个故事，也就是发生在昨天的故事。我跟一个朋友探讨健康治理是每一个人的理念和行动的时候，恰逢周六，应该是一个值得大家利用的时间，在这天要不学习，要不休息，要不休闲。这位朋友说他的一位同事，一个二十几岁的女孩，在这一天她中午吃完饭就去了办公室，一直在看某购物视频直播，没有干别的，仿佛被视频直播所控制，之后在该直播平台上买了二十多双鞋，这些鞋的价格被宣传是这个厂家价格的10%，非常便宜，最后一直看到手机没电了，还想回到寝室拿充电器，充完电以后再继续购买。那么我为什么要举这样一个例子，什么是健康？首先健康是一种生活方式，健康是一种价值观，虽然每个人都有自己的生活乐趣，但是对于在有限的时间内做的事情是不是健康，要学会做出一个价值判断。其次我们生活的欲望是不是被扭曲或者说被错误地引导，而做了我们本不需要的各种各样的消耗和消费。这对一个人的健康生活是一种冲击。健康不单单是我们的身体得到了有效保养，其实我们的生活方式也会对健康有很大的影响。比如说，这位小同事这样的生活方式，如果延续得太久，也许就会成为一种网瘾，甚至成为一种购物癖，你的时间、你的体力、你的金钱都被浪费了，甚至她在买这些廉价的商品时还用了花呗透支。关键是她能穿得了那么多双鞋吗？在此之前她已经买了很多这样的鞋。其实这是一种病态的反应，所以对健康而言，病态并不仅仅体现在我们身体上的病态，有时候心理上的病态更需要及时地发现，及时地纠正。生活中轻微的病态并不是疾病，但有时候某种病态发展到一定阶段，可能会成为一种心理疾病，如网瘾。因此，我们需要高度重视生活方式中的病态依赖。

言归正传，健康作为一种价值观，到底应该有哪些要素？

第一，积极的心态，积极的价值观。在人生的价值判断里，面对任何问题、应对任何事情、针对任何人的时候，都要用积极的心态，积极去面对。不要从负面的角度去判断遇见的问题，从积极的角度去思考、去探索应对的路径，这样就会激发我们身心中正态的能量，而不是逆向的负能量。正向的、积极的价值观是健康的重要源泉，生活中难免会遇到各种各样的事情，会遇到各种各样的磨难，会遇到各种各样不舒服的人，只有积极的价值观，才能不堆积自己的负面情绪，避免一些极端的行为。因此，积极的价值观以及积极心态的塑造，是健康价值观的首要因素。而且这种积极的价值观一定要不断地去修炼，不断地延续，在很多事情上去印证它的价值。针对某一件事情，比如说，你从积极的方面去想是什么样的，你从积极的方面去应对是什么样的，你的应对措施，你的应对方案，你的应对心态，你的言语，你的表情，你的决策都会发生变化。

第二，包容的生活观。我们的现实生活是一种纷繁复杂的社会生活，会有不同类型、不同文化、不同习俗、不同观念、不同性格的人跟你相处，以及会有不同的工作方式、工作态度，等等。那么面对这一切，有的人会把自己塑造成一个非常有个性的、说一不二的人，这样就增加了一个人的锋芒，在健康生活中应该慢慢地塑造以及养成包容的生活观，在生活中我们的胸怀就更为开阔。你可以常常设想你的胸怀是不是像一望无际的大海一样海纳百川，你的胸怀是不是像浩瀚辽阔的蓝天一样旷达，你的胸怀是不是像茫茫无边的草原一样辽阔。一个人的内心越包容，胸怀就越开阔，思维就越明朗。当你胸如大海、胸如蓝天、胸如草原的时候，你的包容性就会变强。这样生活中的冲突就会变少，减少生活的冲突是维持健康生活系统的一个非常重要的方面，我们很多时候都会在冲突中受伤，我们伤害别人，自己也会受伤，这些冲突会消耗我们的心力、精力、体力，甚至对我们的身体产生伤害，淤积负面情绪，最终伤害到我们的脏器，因此在健康的价值观里面应该养成如大海、如草原这样包容的胸怀，有这样包容的生活观，那么我们就更容易获得健康，健康就更容易融入我们的有机体。

第三，要有理性的物欲观。物质会给我们带来幸福，会带来舒适，也会带来享受，但是世界的物质是无穷无尽的，我们每一个人的工作、生活、出身、家庭条件等都不一样，对于物质，要有理性的物欲，根据我们自己的需要、能力、条件，调适我们的物欲观。如果我们的物欲观有了偏差，本来每个月挣5000元钱，非要用2万元钱消费，是不可取的，要量力而行。我的朋友讲了一件事情，他所在公司中一个员工的工资收入并不高，但是特别虚荣，参加公司的一些聚会活动时，非要借一辆宝马车开，来表明他是开着宝马车去参加的活动。还有就像我前面举的例子，尽管那个年轻的女孩挣的钱并不是很多，但是为了买那么一大堆在我看来根本就没用的鞋，她居然还要在花呗上借贷去购买这些产品。由于物欲观的错位，使得生活观出现了扭曲，这种扭曲就使一个人的健康受到了损害。

健康是一个人的生态系统的健康，是你的生活方式、身体机能、心理状态的整体的健康，所以我们提倡通过改善、提升我们的物质生活条件，同时也要尽可能地提升我们对精神满足的追求，从而理性地对物质欲望做出合理的定位、安排，这样就使得我们不会在一种强烈的，或者超乎我们自己能力范围的物欲的渴求中变得焦虑，不会给我们生活带来压力，或者说更为严重的后果，从而导致我们生活路径的扭曲。比如，前两天报道的一个案件，一个银行的职员本来非常优秀，是一名退伍军人，被评为优秀党员、优秀干部，并提升为副科长，但是他在生活中，为了面子，为了彰显自己的大方，严重超出自己的经济能力范围，去住高档酒店、去高消费旅游等，这样的花费最终导致自己入不敷出，之后他竟然乘自己工作之机，在改造银行金库的时候暗暗留了后门，先后两次盗取银行的备用金，共200万元，虽然之前没有发现，但最终还是被抓住了。这是由于物质欲望的扭曲毁了一个人的人生，这是一种不健康的人生。所以对健康来讲，我们的生活方式健康、生活理念健康，我们就会有一个健康的状态，这就是我为什么强调要有理性的物欲观。

第四，健康的饮食观。古人说得好，病从口入。我们当下生活条件好了，物质极大丰富了，但是我们会发现从小孩到老年人身体多多少少不太健康。很多疾病都是吃出来的。有时候经常看到我们周围有很多患肥胖症的小朋友，除了极为特殊的体质外，很多是家长在生活中没有管控好小朋友的饮食。当我们成年以后，为了图口腹之欲，在饮食方面不少人更加放纵，比如说，无节制地抽烟、喝酒、吃某一类食品，而没有对饮食进行科学的管理。如果缺乏健康的饮食理念，就容易放纵自己的口腹之欲，就会导致生病，使我们的身体机能变差，导致脂肪堆积，使器官承受沉重的负担。不仅是我们的心脏、肝脏、血管，很多器官都会由于我们的口腹之欲而受到严重的影响。因此健康的饮食观是健康价值观中的重要因素。那么什么是健康的饮食观？就是合理膳食，科学膳食。蔬菜、水果、肉类之间进行合理的搭配，不要过度，什么事情过度都会带来负面影响，再好的东西吃多了都会对身体造成损害。

在第十四章饮食治理章节中，还会专门去谈如何做好饮食治理，而且从这个观念上，也可以反思自己有没有形成健康的饮食观念，有没有在价值观上形成自己的健康饮食观念，是否能够有一个长期健康的饮食观念，就个体而言，就家庭而言，就平时生活而言，这种健康的饮食观念有没有形成，在这里也可以做一个自我判断。

第五，规律的运动观。"生命在于运动"，但是体力劳动不能代替运动。运动是一种享受，是带着愉悦的心情来参与的一种活动，无论我们的运动方式多么简单，哪怕是走路、跑步、跳绳、等等。我们一定要改变这样的错误观念，不能说我每天在地里锄地锄了多少亩，我就进行了运动，那不是运动，即使你有很高强度的体力劳作，也要拿出一定的时间来进行运动。所以在健康价值观里，除了我们前面讲到的心态、饮食、包容性，还有规律的运动价值理念。运动的价值理念就是：第一要运动；第二要坚持运动；第三要有规律地科学地运动。如果一个人没有运动的价值观，没有科学的运动价值观，"生命在于运动"就没有做到。虽然很多人一辈子没有运动，他的健康状况也没受太大影响，但是，我们现在已经不是传统的旧时代了，当时社会的节奏慢，环境的污染少，生活的压力小，在悠然自在的生活中，很多人不需要这样的运动。但是现在我们的思维紧张、大脑紧绷、身体劳累，心理、生理、身体和我们的饮食等都给我们带来压力，这些压力需要我们通过运动的方式进行调节、化解，我们的身体机能要通过运动的方式进行再调理、再激活，使得我们有健康的心理和健康的体魄。运动不仅仅给我们的身体带来健康，更重要的是激活我们心理上的健康，让我们有更加积极的心态、更加健康的体魄投入我们的生活和工作。所以健康的运动理念也是我们健康价值观里一个非常重要的方面。

第六，健康的工作观。近年来，随着工作节奏不断加快，工作压力不断增大，无论是在网络上还是在生活中，可以看到不少很优秀的人都在工作中累倒了，我们对这些人表示尊敬、敬重，同时我们也要反思，并对他们表示遗憾，因为他们失去了继续工作的机会，对他们的家庭、单位、社会都是一个巨大的损失。所以，我们一定要把健康的工作观放到我们的健康价值观里去重塑，也就是说我们在工作中一定要保持良好的心态，尽心尽力地把每一项工作做到我们能够做的最优秀的地步。但是，当工作强度要突破我们的承受极限的时候，就要停下来让自己休息一下，身体是自己的，健康是第一位的，我们要合理地评估工作的压力、工作的强度和身体的承受能力，在极限面前要做好平衡和选择，因为生命只有一次，人死不能复生。对于工作，我们干不了别人可以干，今天没干好，明天还可以干，但是当健康受到了摧残，生命被终结的时候，一切的努力都化为泡影，这带来的是自己的损失、家庭的损失、社会的损失。我相信健康中国，一定是由健康的工作观所建设的健康中国，而不是以牺牲工作者的健康肌体为代价的建设成果。

最近看到律师行业里很多年轻的律师猝死在忙碌的、没日没夜的工作过程中，还有一些身强力壮的律师，突然倒下了，翻开他们的工作日志，就能看出其工作强度远远超出了一个人的承受极限。人是血肉之躯，不是钢铁铸造的，即使是钢铁铸造的汽车，也要定期进行保养，也不能让它永不停歇地疾驰。我们以前常常忽视对健康的工作理念的塑造，到底该如何塑造健康的工作理念，这就需要我们慢慢地去自我调适，因为每个人的工作状态、工作性质都不一样，工作环境、工作压力也不一样，这个时候我们要进行选择、平衡，度量自己的承受能力，把这种承受能力运用到工作中，及时调整自己的状态，做出适当的选择和平衡，这样才能形成一个健康的工作状态。

第七，健康的时间管理观。一个人的生命无论是以天计算还是以小时计算，都是有限度的，用100岁来算的话，也就36500天或876000小时，这么多天，这么多小时怎么去度过才是健康的？这个时间怎么去安排才是健康的？在一天中某一段的时间内怎么进行健康治理？实质上健康也与时间管理有关，比如说，我们有没有熬夜，比如说，我们有没有长时间不休息做某件事情。健康的时间管理是一种能力，也是一种维持健康的艺术。很多人都可能存在时间管理问题，总因为时间问题而焦虑，甚至严重影响健康，因此，从理念上，我们要把科学的健康的时间管理理念，纳入我们的健康价值观。

我们在这一章和大家交流以上的价值观，如果您认同，那么您可以评判一下自己是否树立了健康价值观，大概给自己打一个分数，如果用100分来计算，看看您是优秀、良好、及格还是不及格。希望我们每一个人都树立起良好的健康价值观，用良好的健康价值观来塑造一个健康的生态系统，那么，我们就会以积极的心态，不断调适自己，让身心处于最佳的平衡状态，包容、理性、乐观，让工作生活更健康、更有品质。

第三章
你的健康有多么重要

当我们每个人看到这个标题的时候，可能在心里或者意识里都会觉得健康很重要，但是我们也许没有认真地，静下心来正确地反思这个问题，静静地考量这个问题。比如说，此时此刻你可以放下手中的书，放下手中的活，来琢磨一下，仔细地思考你的健康有多么重要。现代社会是一个生活节奏比较快、生活压力比较大的社会，每个人都是一个萝卜一个坑（甚至有的人是一个萝卜多个坑），无论你是哪个年龄段的人，无论你是男是女，无论你到哪个阶段，你都有你的使命，你都有你的责任，所以健康对我们每一个人而言，它的重要性是不言而喻的，我们缺乏的是对健康重要性的理性评估和自我拷问。

首先，健康对自己而言的重要性。你现在可能谋划着各种各样的事情，进行着各种各样的事业，但是一旦没有了健康，你现在所谋划的一切、追求的一切、为之奋斗的一切，都将戛然而止，都会因你的健康问题而无法继续。所以为了心中的目标，为了理想的实现，健康是第一位的。

其次，就做人的尊严和生活的品质而言，当一个人的健康出了问题，无论是心理健康，还是身体健康，都会给其生活的品质和做人的尊严带来很大的影响。一个健康的人非常阳光、非常温暖、非常舒适、非常轻松愉悦地在这个世界上生活着，但是当他被影响健康的魔爪所干扰的时候，就要用很多的时间、心力和精力与之相斗争。这样既消耗了心力，也消耗了精力，更消耗了财力。大家都知道，现在哪怕是一次小小的感冒，走进医院也会有一大笔花费，更别说健康出了大问题的时候。而更重要的是，有品质有质量的生活就会受到影响。所以如果我们想要有品质的生活，就要进一步去反思健康对我们的重要性。

最后，健康对家庭而言也非常重要。也许你本身就是家里的顶梁柱，如果顶梁柱倒了，受到伤害的不仅仅是你自己，还有依赖你生活的亲人。现在很多家庭，尤其是年轻的家庭，都是两口之家或三口之家，上有父母下有子女，可想而知，你在奔忙、辛苦操劳时，一方面是为了事业、为了生活，另一方面也是为一个家庭支撑着一片蓝天。当你把自己放在这个角色上去考虑的时候，你觉得健康对你而言是否很重要？同样的，哪怕你已经是一个上了年岁的老者，或者你还是一个正在上学的孩子，你的健康依然重要。我们每一个人都不是仅仅为自己而活着，我们的健康如果出了问题，除了给我们自己带来痛苦，也会给家人、给社会带来负担和影响。

所以，我在本章提出健康对你多么重要，这貌似是每一个人都能清醒回答的问题，可是我们往往在现实生活中忘记回答这个问题，或者说忘记直面这个问题。因此，我倡导无论你现在多么健康，无论你现在身上有没有毛病，我们都要冷静地去直面这个问题。当我们勇敢直面这个问题的时候，我们才能更加深刻地认知到健康治理的重要性，才会参与到健康治理中来。我作为一个健康治理的倡导者，希望更多的人携起手来，相互督促、相互促进。我们从饮食、从工作、从心态、从运动，从方方面面来构建我们健康的生活方式，强化我们健康治理的理念，并且把理念转化为行动。

第四章
失去，那些惨痛的教训

近年来，我们身边经常会发生一些让人痛心的事情，一些年轻的生命，本来还在你身边鲜活地存在着，但是突然某一天传来消息，这些生命不在了。这一个个年轻生命的逝去，对亲人、对朋友、对同事、对这个社会都是一种巨大的痛苦，但是我们有没有想过，对于这些失去，我们除了为之惋惜、为之痛苦，有没有吸取到教训？

就律师行业而言，从二十几岁的律师，三十几岁的律师，四十几岁的律师到五十几岁的律师都风华正茂，正努力拼搏。可是最近一段时间，有时候紧挨着几天，都有坏消息传来，是什么原因造成的？其他行业也是一样的，投资界、企业界、教师界、公务员队伍中等，都不同程度地有这样的案例出现。还有一些人，一直坚守在工作岗位上，但是他们却不知道自己已经患上了抑郁症，等到某一天他们突然结束了自己的生命，才震惊了周围的所有人。这样的例子不胜枚举，甚至我们每一个人都听到过、看到过、感受到过。

这里我不是要刻意地重复，也不是让大家再次回味那种伤痛。我只是说每一条生命都是可贵的，每一个生命都是珍贵的，每一个生命都是值得珍惜的，每一个生命都应该是灿烂的，每一个生命都应该健康地存在。但是在我们的周围，包括我们自己，是不是对令人痛惜的事例引起了足够的重视，把它当作一种教训，而且把这种教训转化为一种行动，开启了我们健康的生活方式，树立了健康治理的理念？可以问一问自己有还是没有。我自己过去也忽视了这种教训，虽然我也有一些年轻的朋友、同学也是在身强力壮的时候，风华正茂、正担当单位重任的时候、作为家庭支柱的时候离去了，我也为之感到伤痛。但是过了一段时间后，依旧故我，没有改变。

只有这一次心脏痛得让我难忍的时候，我才意识到今年上半年熬了很多个通宵是多么不值得。如果我的心脏突然停止了跳动，对我的家庭来说，天就塌下来了，所以这里我只是想重申对健康的摧残和忽视会悄悄地反应到我们自己的身上，不能等到身体已经发出了警报，再回过头来把它当作一种教训，才重视我们的健康治理。所以后续我们会有一章"开始行动"，专门讲健康治理应该从何时开始，我相信你在这里就已经有了自己的答案。

第五章
健康治理成为一种习惯

我们倡导健康治理，生成自己的健康生活理念，规划自己的健康生活方式，开启自己的健康生活行动，这应该成为我们生活中一种天然的状态。因此健康治理应该在我们的行动中，变成我们生活的常态，成为我们生活的习惯，习以为常，而不是变成一种负担。

健康治理，不是要刻意地去做什么，当你把它变成一种健康的生活习惯的时候，你就会享受到健康治理给生活带来的变化以及乐趣。我们应该传播我们共同的健康价值观，分享我们健康的生活方式，而不是把健康治理作为一种负担来对待。

当然在起初的时候，由于我们要调整一些生活方式、生活习惯、饮食习惯，可能需要我们的毅力、坚持，有时候可能也会比较痛苦，但是这种痛苦需要我们克服，必须让它慢慢地成为我们的习惯才行。如果说你什么时候把这种健康治理变成一种习惯了，变成一种习性了，变成一种常态了，变成一种天然的东西，根植在你的生活理念中，贯穿在你的生活细节中，成为你生活工作决策的一个要件，这个时候你就轻松了。

所以我们不要把它当作一种负担，我们要把它变成一种分享，尤其是我们每一个人要变成健康的传播者、健康理念的传播者、健康生活方式的传播者，影响更多的人，就像积德行善一样，这样我们就有了一个健康的氛围，有了一个健康的气场。

健康治理这本书的初衷，就是希望我们要树立一个健康的生活理念，调整自己的生活方式，形成自己的健康生活习惯，把理念变成行动，最后变成生活的常态。这时候就不是一种健康的负担了，而成为一种乐趣，成为一种兴趣，成为一种享受，这样就会让我们的每一天更健康、更快乐！

第六章
健康治理的主体

所谓健康治理的主体，就是谁应该对健康治理负责。由于健康治理是一个有机的系统，因此，健康治理的主体包括个人、家庭、单位、社区等，形成多元参与、共同治理机制，才能让健康治理形成从自我做起、家庭互促、单位推动、社区互助的良好氛围。

第一个层面，健康治理的基本单元是个体，也就是每个人。每个个体是自己健康的负责人，自己对自己都不负责，自己对自己的健康都不高度关注，健康治理就是没有意义的。

第二个层面，健康治理的最小组织就是家庭。一个家庭里健康生活观念、健康生活方式、相互之间的健康督促、健康提醒是特别重要的，健康中国要从健康家庭抓起。

第三个层面，单位应该是健康治理的重要推动者。我们在一个单位工作的过程中，传统的单位只是想着你的工作、业绩、考核、成长，但是在新时代的社会，无论是机关事业单位，还是企业单位，国有的还是私营的，还是社会组织的，我们只有让每一个员工都拥有健康的体魄，这个组织才能够更加有效地运转。因此，单位应该成为每一个员工健康治理的重要推动者，从创造健康工作环境，提倡健康工作方式，到实施健康体检等，都离不开所在单位的健康治理理念的推动。

在未来的单位管理、单位治理方面，要有健康治理的理念、健康治理的规划，健康治理的安排，尤其像一些大的单位有工会组织的，工会组织不仅仅给大家搞福利，还应该把职工的健康，包括健康的生活方式、健康的体魄、健康的心理作为工会服务的一个重要内容，这样就形成了一个单位对健康重视的氛围，健康中国就能够更好地实现。

第四个层面，社区应该是健康互助的幸福家园。当前，社区治理现代化是国家治理体系和治理能力现代化的重要基础，在社区治理中要有健康治理的理念，一个社区要建设成一个幸福社区、幸福家园，除了我们日常生活中的社区协商、社区自治、志愿服务、养老服务、托幼服务、文化服务等这些活动，我们还要在社区里传播健康治理理念，让大家能够成为健康生活方式的相互影响者、相互传播者，也是相互支持者。目前，在社区组织中，已经有社区舞蹈队、社区太极队、社区合唱团、社区书法团体等，通过文体活动的方式，构建起一个新型熟人社会。一方面通过社区文体活动，愉悦了居民身心，更重要的是，通过社区文体活动，增强了邻里之间的互动与感情，为邻里守望、互帮互助搭建了平台。比如，有的人健康出了某些状况，我们的邻里能对他提供更多的健康帮助、健康支持，这是在社区健康治理层面的一个非常关键的作用。

第七章
健康治理的原点是自己

任何外因最终都要通过内因才能产生作用，任何治理都要找到它的出发点和原点。中央保健局原常务副局长王捍峰讲过一句非常经典的话，就是"健康是金，金钥匙掌握在自己手中"，也就是说无论别人说了多少遍，无论是养生专家、运动专家、健康专家、心理专家，说一千道一万讲了多少理念，做了多少示范，如果没有激活你健康的原点，你自己没有激发出来，那么一切等于零。所以我要特别强调我们每一个个体，如果你想提升自己的生活品质，你想实现自己远大的抱负和理想，你想让你的家庭更加幸福，你想不给别人带来拖累，你想为单位、为国家发挥更大的作用，那么首先要激活你自身的原点，就是健康。所以，一定要树立健康第一的意识和理念，健康第一，健康第一，健康第一，强调三遍。

无论你走了多远、花费了多少时间，没有了健康一切都化为泡影。当然必须承认我们每一个人都有弱点，我们每一个人都有惰性。在这个压力巨大的时代，在生活中会受到家庭、工作、事业、社交等方方面面的影响，当你面对这一切的时候，你在这些元素面前，有没有往里面添加一个健康的元素？如果你添加了健康的元素，把它放在一个平台上进行平衡、进行规划、进行设计的时候，那么你的行动极有可能就会更加科学，更加理性，更加有利于你做好事情，否则有可能为了一时的目标，而透支和消耗了你长期为之奋斗的根本。所以我们要时刻牢记我们自己是健康治理的原点，健康这个原动力也要通过我们自己内心的激活而转化成意识，转化成理念，转化成行动决策、心理决策、事件决策的一个重要因素，尽可能做出科学合理的规划，并付诸行动。这就是我们为什么要认清楚自己是健康治理的原点的重要性。

如果没有认识到这一点，无论在哪个年龄阶段，都有可能形成这样几个错误的观点：比如，你是一个青少年，因为吃垃圾食品，因为整天上网熬夜，生活非常混乱、不规律，这时候父母教育你、引导你，你觉得父母是在管教，你很逆反，觉得"我乐意，我喜欢，你管得着吗"。如果你是一个丈夫，在外面社交过程中有很多应酬，长期喝酒甚至酗酒，你觉得你很豪放，你很讲义气，你在朋友面前很有面子。这时候当妻子来劝解提醒你，你觉得好像她的说法和劝教是多余的。同样当你身为妻子，在你做饭的时候，如果老公提醒说少油、少盐、注意膳食搭配，这时候你觉得他挑剔，"我辛辛苦苦给你做饭已经不容易了，你还挑三拣四"。

同样面对家庭中年长的人，我们让老人锻炼，让老人参与社交活动，让老人在饮食方面进行改善，如果你是老人，你可能会觉得别人多事。这一切可能每一个家庭或多或少都会经历，那么这一切的根源在哪里？在于我们自己的健康意识没有被激活。如果认为我需要、我要认识到，健康治理的意识到了，这时候对别人的提醒，你就会感恩，你就会接纳。如果一个家庭中的每一个成员都拥有健康治理的意识，那么这就成了一个同心圆，发生了共振和共鸣，形成了一个价值共创体系，这个价值共创体系就是健康生活的价值共创体系。

　　健康不仅仅是身体上的健康，身体上的健康当然是最根本的，但最核心的是我们要有一个健康的心态、氛围、生活方式、身体，这样才能形成一个健康的生态系统和健康的有机体，这才是我们要的健康，而不是单纯地说你看我身体还很结实，我还很有力量，我身上目前还没有什么毛病。所以说到这里，我们还是回归到自己，始终提醒自己我们是健康治理的原点，从自身做起，从自身开始思考，慢慢地形成习惯，慢慢地去变成行动。

第八章
健康治理的核心单元是家庭

　　健康治理的核心单元是家庭，家庭在健康治理里面是一个最核心最基本的单元，也是最小的单元，但是这个单元特别重要，因为健康不仅仅靠本人这一个主体，健康是一个全方位的有机体，健康治理是一个生态系统，这个生态系统，包括生活习惯、饮食习惯、起居习惯等，这些习惯离不开家庭，比如说，家里每天吃什么，饮食习惯是什么，做菜的时候是少盐还是多盐，多蔬菜还是多油腻肥肉，能不能合理搭配膳食，包括家庭成员里，不同成员之间的相互督促、相互监督、相互影响也极为重要。

　　家庭成员之间的影响在健康治理过程中是特别重要的，在健康生活基础上家庭成员之间形成一个共同体，把家庭变成一个健康治理的共同体，那么健康就有了最基本的小环境，这个小环境是伴随我们一生的。

　　家庭健康治理的小环境，需要不断地塑造、改进，根据季节、年龄、工作，比如，小孩在不同的年龄阶段有不同的生活要求、作息要求以及饮食要求；比如，家庭成员中的妻子，在她怀孕、生孩子、工作等每一个不同的时间段，也有不同的生活安排和缓解压力的要求；如果在家里有老人的情况下，还有老人的饮食要求等。要考虑怎么能够在全家形成一个相互兼顾、和谐有序共生的家庭健康治理的氛围。健康治理一定要把家庭基本治理单元治理好，一定要在家庭里面形成共同的健康价值理念、健康生活观、健康作息观，尤其是现在有的年轻人，往往仗着自己还年轻，每天晚上熬夜、上网、无节制地睡懒觉，以及特别爱吃外卖食品等，如果单纯靠父母的管教批评，可能会产生一定的效果，但是效果不佳，所以在未来的健康治理交流过程中，最好以家庭为单位，共同学习一些健康方面的教育知识。

健康治理要从娃娃抓起，从小让他接受健康治理的教育，健康治理理念的传播、形成越早越好，如果他从小形成了健康理念，成为家庭健康治理共同体的一分子，对这个孩子来讲，对他未来人生的成长，对他的学习，对他的生活习惯都有很大的帮助，否则等他已经形成了一些不良的生活方式、休息方式和价值观的时候，再去给他传导这种健康治理理念就有可能非常困难。当然即使困难，也要坚持不懈地、慢慢地让家庭里的夫妻、子女和老人之间形成一个共同的健康治理的认识。为什么要以家庭为单元？因为每一个家庭的状况不同，年龄结构、工作类型、工作时间、家庭的经济条件、家庭的生活状况、生活习惯等一系列的情况都不一样。如果这个家庭形成了健康治理的理念和健康治理的意识，大家共同探讨健康治理的规划，共同开启健康治理的行动，对这个家庭来讲，对家庭的幸福感、家庭的生活品质、家里老人的健康呵护、家里年轻人的健康成长都有非常重要的帮助。

家庭健康治理的共同体，要及早去塑造，不能等到退休了、有时间了、老了，再去关注健康，再去呵护健康，那时候为时已晚，甚至有的人都走不到退休的时间。健康治理没有一个特定的出发时间节点，当你意识到的时候，当你觉悟的时候，你就出发吧！越早出发一天，对你、对家庭、对周围的朋友、对事业、对单位、对国家都是好的。

在健康治理的路上，任何时候任何一天只要你出发了，只要你开始了，那么就为时不晚。最可怕的是当你还没有出发的时候，你的健康已经出现了状况，甚至有的人还没有在健康治理的路上出发，他的生命就戛然而止了，这是最让人痛心的，所以我们要整装待发，我们要拥抱这个美好的世界，在我们的世界里永远走向阳光、走向光明、走向健康，让我们的生活更美好，让我们的生活更有品质，让我们更幸福、更健康！

第九章
构建自己的健康治理共同体

前面我们已经探讨过两个重要的因素，一个是自己是健康治理的原点，另一个是家庭是健康治理的核心单元。除此之外，还有一个健康治理共同体特别重要，也就是我们要和周围的亲人、亲戚、朋友、同事形成一个拥有共同爱好、共同兴趣、共同生活情趣、共同运动习惯、共同健康理念的健康治理共同体。这一群人形成一个相互影响的生活圈，这个生活圈是一个健康的生活圈，是一个积极向上的生活圈，在这个生活圈里大家都把健康放在第一位，能够相互沟通，能够相互影响，这就是我们的健康治理共同体。

因为小氛围和大氛围同等重要，当形成一种氛围之后，就会慢慢地变成一种趋势，所以古人云"物以类聚，人以群分""近朱者赤，近墨者黑"。我们为什么要构建这样一个健康治理共同体呢？因为当你是共同体的成员，成为它的一分子的时候，大家传播的是健康理念，选择的是健康生活方式，相互交流的是积极的、乐观的、健康的话题，相互提醒的是彼此在某些方面的不足，分享的是健康生活、健康工作、健康运动的故事、理念和收获。这时候我们的生活圈就非常健康，不知道大家有没有意识到，任何事情都是向两个方向去发展的，一个是积极方向，另外一个就是逆向发展。如果你的生活共同体是一个健康治理的共同体，那么这一群人就向正向发展；如果是天天晚上打麻将、赌博、撸串、熬夜、打游戏，大家就形成一个不健康的群体相互影响，虽然好像并不孤单，但是你要知道这个共同体发展的方向，会对你的健康产生影响，从健康的角度，这是一个非正向的共同体。

因此我们一定要去反思、审视自己的生活共同体是一个什么样的共同体。如果我们的共同体是健康的，我们可以让它更加健康，有意识地跟热爱运动的人、医学专家、运动专家以及对饮食特别有研究、日常生活特别规律的人在一起多多交流，形成健康生活圈。

健康治理共同体怎么去构建？我们应该被动地受别人影响吗？不一定。如果说你周围还没有这样的一个共同体，那么以你为圆心，可以有意识地去传播你的健康理念，把你作为一个圆心去影响周围的朋友、同事，慢慢形成共识，能有机会共同行动的人，不一定天天在一起，但是一旦交流的时候，就有共同语言能够相互交流分享。这个共同体不是说天天在一起，或者说过一段时间就在一起聚一下，不一定是这样的，当然能够每一年半载有人牵头来组织一些活动是最好的，因为当有一个健康治理共同体的时候，每一个成员组织的活动都是非常有意义的，不同的人组织不同的活动，构建起来就成为健康共同体里的生活方式了，无论郊游还是聚餐等，这些活动是正向的，传播的是一种正能量，传播的是一种积极的生活方式、健康的生活方式。如果周围有这样的热心人，有这样的倡导者，你作为积极的响应者和参与者就非常重要。如果没有，你也要有意识地去主动构建这样一个健康治理共同体。

这个共同体能起哪些作用呢？

第一，相互影响。当一个人在一个群体中，如果大家的价值观是相同的，生活方式是相同的，大家就都会把自己好的方面呈现出来，这个做法对共同体的每一个成员都有正向的影响作用。

第二，产生共情。在这个世界上，彼此相互理解、相互欣赏特别重要。有这么一群人热爱生活、热爱工作、健康生活、健康饮食、健康运动，能够彼此欣赏、彼此分享，这是非常有价值的。如果有了这样一个共同体，我们就有一个空间可以相互进行分享，通过彼此影响而产生共情。

第三，彼此倡导。我们每个人生活的环境、工作的状态、事业的发展都不是完全一样的，每一个人所看到、所了解到、所掌握到的新的生活方式、好的饮食、好的去处、好的运动方式，在这里都可以进行沟通，在大家的交流中都可以进行学习，这样就增加了我们每个个体的价值。这就是一个价值共创的过程，健康治理共同体就会形成这样一个价值共创、彼此倡导的状态。

第四，相互督促。当你拥有一个很好的群体、很多很好的朋友的时候，健康治理共同体的作用又能增加一个督促作用。这段时间你有事忙碌，但是其他人有时间来琢磨一件事情、倡导一项活动、提出一个农家休闲的地方，我们就可以出去散心休闲，另外有人提出爬山活动或者别的什么活动，大家也可以组织一下，这样的话就很大程度上消解了我们每一个家庭、每一个个体在生活中受到的时间、精力、资源、思路局限的影响。所以构建这样一个健康治理共同体，实际上是构建了一个生活的共同体。每个人如果都有这样一个圈子，一个相互激励健康的生活圈子，我们将更加幸福，也更加健康！

第十章
自我认识　自我评判

前面我们讲了很多有关健康治理的理念和价值观，还有健康治理的共同体，而真正行动起来，还是需要进行自我认识，对健康治理做出一个自我的评判。健康治理的自我评判，有哪些方面呢？评价我们健康治理现状的因素，包括我们的意识、观念、生活方式、工作方式、运动方式，这些都是什么样的状况，是不是一个健康的状况，大概存在哪些好的值得继续坚持的地方，哪些值得反思的不足的地方？通过对这些因素的自我评估，从而对自己的健康治理现状有一个大致的认识。

第一，健康意识。我们以前有没有健康治理的意识，或者说健康意识是强还是弱？有没有把健康意识作为我们生活安排、工作安排、运动安排的一个考量因素？这是需要进行自我评估的。

第二，健康饮食。需要评估我们的饮食习惯，我们是顺其自然，想吃什么就吃什么，还是有自己的偏好，这种偏好是少食多餐，还是暴饮暴食；是尽量少油少盐，还是常吃油炸、油煎、腌制的多油高盐食品；是注重营养均衡，搭配蔬菜水果，还是偏爱大鱼大肉……良好的饮食习惯，是健康治理的重要方面。如果在健康饮食治理方面给你100分，那么你能给自己打多少分？

第三，运动的自我评价。我们有没有运动的习惯，我们运动的频率是怎样的，运动的方式是什么，我们的运动跟我们现在的身体状况之间是一个什么样的关系，是否能够保证我们的身心处于良好的健康运行状态？

第四，工作方式的评估。对于工作的方式，我们考量在个别应急工作之外，我们休息和工作之间的关系是否可以保持良性，有没有长期持续地在一种高压的工作状态下，或者说有没有一些不良的工作习惯，比如说，长期熬夜，长期在高压状态下从事某一项工作，而且没有得到及时的调整；比如说，在某种工作状态下，其实内心已经特别厌倦、特别厌烦了，但是还没有找到一种化解的方式，导致工作处于一种较长时间的疲累状态。

第五，对心态的评估。如果满分是100分，把60分作为及格线，那么你是一种积极的心态、昂扬的心态、活力的心态、阳光的心态，还是比较抑郁、比较郁闷、比较沉闷的心态？你的心态决定着你的健康状况。

第六，睡眠评估。你的睡眠状况如何，是不是能够很快地入睡，睡眠的质量怎么样，有没有失眠，休息的状况是什么样的，有没有午休的习惯，你的睡眠是晚上12点以前休息，还是有熬夜的习惯？睡眠的时长至少达到了多少小时，6小时？7小时？还是多少小时？

第七，体重评估。一般用体质指数（BMI）来评价人体胖瘦程度以及是否健康。其计数公式是BMI=体重÷身高^2，按照中国标准，正常的体重指数为18.5~23.9，大于等于24为超重，24~27.9为偏胖，大于等于28为肥胖。大家看看我们的体重是不是符合这个标准，或者说是否严重超标或严重不达标，导致肥胖或者是消瘦。

第八，定期体检。是否有定期体检的习惯，对于体检结果有没有认真地去对待。比如说，我自己去年6月的体检，其实就有一个指标不是很正常，但是我拿回来以后就放在那里，没有重视，当这次心脏发生了特殊情况的时候，才拿给专家去分析，最终发现这个指标与心脏状况是有密切关系的。

以上就是我们要做的自我健康评估，评估之后反思自己，我要怎么样做，我要做怎么样的健康治理，我该怎样开启健康人生的治理历程。这就是为什么要自我评估和测评，我们要对我们的身心状况做一个基本的评判，并以此指引我们调适的方向。

第十一章
开始行动

无论我们怎样去认识，认识得多么深刻，意识到健康多么重要，意识到我们需要做健康治理并参与健康治理，如果我们只停留在思想上，只停留在嘴上，而没有行动，那就没有任何意义。

当然我们很多人在这样的新时代，在健康的价值观的引导下，在各种紧张的工作状态、超强的工作压力、复杂的工作环境下，已经意识到了健康的重要性，早已开始了行动。但是还有很多人没有行动起来，尤其以下这几类群体还没有行动起来：

一个是正在工作岗位上担任重任，正在走上坡路，正在奋斗的骨干们。在家庭中，他们都认为自己没有地方去哭诉，只能坚持再坚持，只能刚强地撑着，觉得作为家里的顶梁柱，这个家庭大厦需要自己支撑起来。在工作单位里，大家都认为他们年轻力壮，是骨干，应该往前冲，所以一部分人就在这样的氛围中自我认同，觉得自己就得冲就得上就得努力。其实这一切都无可厚非，但是如果要他们干得更好，他们就要更强壮，他们就要更健康，他们就要更智慧。需要他们把工作干好，不仅要扛住，还要挺住，而且要考虑怎么更好地扛住，怎么更好地挺住，怎么干得更好，干得更优秀，干得更漂亮，那就是要有更强壮的身体，健康的体魄，健康的心灵。这些人中所有没有行动起来的人，现在就需要开启行动。

还有一部分人就是我们很年轻的学子们，无论是小学生、中学生还是大学生，甚至幼儿园的小朋友们，现在的课业负担都非常重。很多年轻的学子，在繁重的学业下，成了学业的奴隶、成了考试的奴隶、成了书本的奴隶、成了知识的奴隶，但是一个国家要强大，一个民族要兴旺，不仅要有智慧的大脑，更重要的是要有强健的体魄。现在的很多小朋友是最缺乏锻炼的，最没有健康治理意识的和最没有健康行动的。当然，现在的教育体系里也强化了劳动教育，强化了实践教育，也进行了各种各样的体能测试，但是非常不幸的是在每年大学开学的体能测试上，总有人过不了关，有的会在体能测试中晕倒，会在军训场地上晕倒，被淘汰后坐在旁边观望，缺乏坚持精神。就这样的体能状况，能够振兴中华吗？能够让自己的事业兴旺发达吗？能有坚强的战斗力和拼搏力吗？如果没有，那么从健康治理开始，行动起来！

还有一个新兴的人群就是退休人群，现在的退休应该是绽放第二春的时候，放下了担子，停止了工作，突然有了时间，也没有了压力，这个时候生活的目标在哪里？我认为第一目标就是健康。按照现在的全球以及我们国家的医疗水平，很多人的寿命应该要远远高于过去的平均寿命水平，也许将来很多人会健康地活到90多岁、100多岁，甚至活得更久，这应该会变成一个常态。那么，怎么才能够让退休生活更有品质，从哪里开始？当然是从健康开始，要从健康治理开始，做好了健康治理才能够开启幸福之旅、快乐之旅，无论是二次创业参与终身就业，还是做自己感兴趣的事情，还是照顾家人、享受生活，这一切的本源就是健康，这是需要开始行动的第三类人群。

第四类要开始行动的人群，就是已经发现身体有状况的人，身体某些方面已经出现了警告，甚至已经出现了病痛，在这种情况下怎么办？应该根据医嘱在医学专家的指导下开启自愈的征程。除了用医疗技术以及药物，你要相信想要完全治愈需要自身的参与和身体机能的参与，那么这种身体机能的参与要从哪里开始？也要从健康治理开始。这种健康治理可能更多地要在医生的指导下进行康复式训练，及时参与到健康的运动、合理的饮食调整中来。很多人在发现身体出现状况时要么被吓到，要么萎靡不振，要么消沉，其实疾病可能只占了40%的因素，60%的因素是因为你自己没有在这种状态下做好你的健康治理，没有激活你征服疾病的斗志，或者说没有强烈的信念并付出行动，所以要做好科学的、有专业指导的健康治理。那么这类人群，当你发现危机，当你意识到的时候，就要开启行动。

还有第五类人群，前面已经讲过，健康治理的最核心单元是家庭，家庭健康治理要从娃娃抓起。从小的时候，每一个人作为家庭的一分子，让他去形成健康生活理念、健康休息理念、健康饮食理念、健康运动理念，并且要付诸实施，潜移默化地从小形成一个健康生活理念，尽早构建一个家庭健康共同体。否则等他长到一定年岁的时候，已经形成了那种属于所谓的"我们年轻人你不懂"的固有思维，认为自己还很年轻，所以可以睡懒觉、可以熬夜、可以通宵达旦地上网、可以吃垃圾食品、可以天天点外卖、可以不吃蔬菜、可以天天喝饮料，那个时候你再去说服他，让他开始做健康治理就难了。

所以健康治理要从现在开始，每一类人群都要开启适合自己的健康治理之旅，只有这样，我们的人生才会更精彩，我们的家庭才会更幸福，我们的单位才更有战斗力，这个社会才会更有活力，我们的国家才会兴旺发达，才能够真正实现我们中华民族的伟大复兴的中国梦，中华民族这位东方巨人才能够一直屹立在世界民族之林。按照世卫组织专家的说法，21世纪的健康治理已经不是一种个体行为，也不是一种简单的管理型行为，而已经成为一个世界的话题、世界的行为。国家与国家之间、国家各个部门之间要跨越卫生管理部门，要成为社会参与、企业参与、政府参与、社会组织参与、公民参与的一个多元共治互助的科学的系统工程。笔者在这里倡导的首先是从我们自己开始，意思就是开始行动，我们首先要行动起来。

下面跟大家分享一下怎么去行动，怎么样更快地行动。笔者认为第一要从小事做起，从最容易的事情做起。比如，我们从来不运动，那么就从今天晚上开始，或者明天早晨开始，首先要早起，以前是八点起床现在七点起床，以前七点起床现在六点起床，或者六点半起床，除去从家到单位的时间，用半小时去走路，迈开我们的腿是开启健康之旅的第一步。第二管住我们的嘴，检讨一下我们之前日常生活中饮食是不是健康，如果不健康，那么先管住嘴，首先别吃那么多，别把自己吃得非常胖，接下来根据自己的体重来管理饮食，给自己设定目标，调整自己的饮食结构，渐渐地让自己体会调整饮食的过程，我今天吃了蔬菜水果，今天吃得没那么饱，今天身体很轻盈很舒适，找到这种感觉，再慢慢地根据自己的经济条件、家庭条件、居住环境、工作环境、工作状态，还有周围的朋友等，把这些因素汇集起来，对饮食、运动、睡眠、心态等健康治理方面进行调整并开启行动，一步一步地坚持，而不是说一下子就要做成一个宏大的计划。健康治理的行动不是要我们一口吃成一个胖子，是要慢慢地感悟，慢慢地体会，慢慢地行动，慢慢地找到成就感，慢慢地找到获得感，慢慢地找到快乐和幸福感，这样健康治理的理念和行动就会伴随我们一生。

第十二章
贵在坚持

很多事情开始并不是那么困难，困难的是我们能不能把一件简单的事情或者看似容易的事情坚持下来。健康治理最根本的就是坚持，谁能够坚持得长久，谁能够坚持下来，谁能有坚持的能力，那么谁的健康品质一定就会更加优秀。

我们每个人在这个社会上生存都有太多的不易，有各种负担、各种压力，那么我们能不能把对健康治理的坚持，把对健康的关注和与健康有关的行动，就像吃饭和睡觉一样坚持下来。这不仅仅是毅力的问题，而是前面说过的习惯的问题。怎么养成这种习惯？那离不开毅力，也离不开周围的群体。最近我想起周围的几个朋友，一位是北京高校的教授朋友，他在某一个年龄段的时候，发现身体出现了状况，这个时候怎么办？除了进行正常的治疗、医疗康复，他还找到了另外一种康复的路径，就是运动。他逐渐地去找适合自己的，自己有兴趣的，又能承担下来的健康的运动方式。他选择了爬山，从北京的香山开始爬起，最后甚至爬到了珠穆朗玛峰。现在他已经70多岁了，但是他的身体状况非常棒，看起来非常年轻。当然我们并不是说要每一个人都去爬珠穆朗玛峰，但是在我们健康治理的坚持方面，我们每个人都要爬上自己心中的珠穆朗玛峰。

还有我的一位大学同学，她经常被周围的人误以为是新来的大学生，她的身材、体形、状态非常健康，非常年轻。是什么原因让她看起来这么年轻？就是她几十年如一日的运动，每天晚上坚持跑步，每周都参加瑜伽训练，这样她不仅工作状态积极，同时能保持一个非常健康、阳光、年轻的姿态，生活的品质极高。因此健康是一种能力，坚持也是一种能力，这并不是我们每个人与生俱来的，需要我们一点一滴地去训练、去磨炼，让我们这样的能力越来越强大，越来越有持续性，越来越有毅力，用这种毅力，把我们的健康治理坚持下去，持续下去，让我们在这种良性的循环过程中，固化我们不断形成的健康生活方式、健康饮食方式、健康运动方式。

到底怎么去训练这种能力？我觉得互助监督、自我监督、他人监督、参与监督这几种方式都可以。比如，参与监督，我所住的地区，有一个健跑团，团长苏老师带领一帮人每周参加活动。大家在一个群里，团长组织、号召大家积极参与，对不同速度的人一视同仁，你参与了这样的群体，就带动和监督了你坚持跑步的习惯，这种能力可以在一个组织中被激发、被激励、被触动、被推动。

对于坚持，除了自己的毅力，也可以选择一些适合自己的助推方式。

第一，圈子的相互督促。比如说，健康饮食，某医院的营养科大夫组建了一个群，每天在群里告诉大家，今天吃了什么东西，哪些东西更有营养，哪些东西适合组合，它的热量，它的营养搭配，适合什么样的人……而且把营养的配方，美食的图片都发给大家，鼓励大家相互晒美食，这样大家每天都坚持，可以互相模仿学着做，进行交流，相互沟通，这样也形成了一种相互促进、相互督促的方式。不一定是单凭我们自己去坚持，我们也可以借助这种群体参与的方式，来助力我们塑造这种坚持的能力。

第二，自我的打卡激励。比如说，笔者为了督促自己坚持去奥林匹克森林公园走10千米，每次健行后就在朋友圈打卡，标记奥森健行第1次，奥森健行第2次，奥森健行第3次……奥森健行第101次，虽然我的坚持频率还不是很高，但是我毕竟已经在奥森走了100多次，每一次10千米多，总共有1000多千米了，那么一千次一万次，我们用这种方式坚持下去，用这样的方式督促自己，逼自己一把，只要你认为你坚持做的事是对的，那么就坚持。

第三，有些活动可能需要报班，比如说，游泳班、棒球班、篮球班等，你付出成本，在一个规则下进行运动，这样让你慢慢找到感觉。

所以坚持除了依靠自己的毅力，除了依靠自己的规划，我们要尽可能地找一些适合自己的助力，推动促进机制，让我们有坚持的能力，养成坚持的习惯，把它坚持下去，这样我们每个人才能培养出优秀的健康品质！

第十三章
自我拯救

九月初的清晨，阳光明媚，和煦温暖，秋天的北京，晴空万里，给人一种朝气蓬勃、清澈明朗的感受。但是我在望京最繁华、高档写字楼最多的阿里巴巴绿地中心的十字路口进行观察，发现从地铁口出来的人们，绝大多数都拖着沉重的脚步，步子走得并不那么矫健，绝大多数人都低着头，非常认真地看着自己的手机，随着人流缓缓向前，从地铁口走向自己工作的场地，这个景象让我忽然萌发了在《健康治理》里增加一章节内容的想法，也就是"自我拯救，掌控自己"，而不是随时随地"被手机掌控"。健康应该从每一个细节开始，每天的清晨开启充满活力的一天，我们用什么样的方式，用什么样的状态去迎接我们的工作，去走向我们的岗位，对每一个人来说特别重要。

虽然我们每天很辛苦、很忙碌，或许你都没有专门的时间来做锻炼，但是别忘了锻炼并不是一个需要抽出专门的时间，用专门的场地进行的一项活动。如果你有了健康锻炼的意识，你很多零碎的时间、零碎的行动、随机的场合都可以作为你健康锻炼的机会。所以我倡导这些年轻的朋友，我们在为事业辛苦奔波奋斗的过程中，要学会拯救自己，给自己一点时间，给自己的眼睛一点时间，给自己的大脑一点时间，给自己的心灵一点时间，让我们放下手机，找回自己，抬眼望望晴朗的天空和自由飘荡的白云，静心感受一下这九月清晨的空气，让我们抬起头来，让阳光洒在我们的脸上，让我们的内心与阳光产生共鸣。更重要的是挺起你的腰杆，活动你的双腿，迈开你的脚步，把从地铁出来到工作单位的步行路程当成一种锻炼，放下手机，你今天的状态会更健康，你会有一小段属于休息的时间，也会有属于锻炼的时间，也会有属于享受自己的时间，不相信你可以尝试一下。

当你坐在办公室的时候，你回顾一下，今天一路走来，眼睛没离开你的手机，但是你得到了什么，对你有了什么巨大的启发？很多人都忘记了，他看过什么，他看了什么，什么给他留下了印象，什么给了他启迪。没有，绝大多数没有，也许你是一个例外，你可能在这段时间发现了对你非常有用、非常有价值的内容。但是我相信绝大多数人都是没有发现的，我们看的大多都是垃圾信息，我们耗费的是自己眼睛的健康，导致了大脑的疲累以及身体没有被激活的状态。我们都知道大家前一天的工作一定很辛苦，下班以后还有很长的路需要奔波，到家已经非常疲惫，也许只能草草凑合吃一顿晚饭，有的人可能夜里还要熬夜加班，睡的时间很晚。这时候虽然睡了一晚上，你的身体得到了休息，但是身体仅仅休息是不够的，可能起来以后需要用运动的方式再次激活你的血管、经络、脉搏，让你整个身体更加通达、更加畅通、更加舒适。

除了走路的情况，坐在地铁上，无论是站着还是坐着，都可以看出我们已经被手机征服了，被手机绑架了，无论我们在多么艰难、多么拥挤的空间里，都要忠诚地守护着手中的屏幕，仿佛我们非常敬业、非常忠诚。但是我要说的是，我们应该、努力、尽量放下它，找出一点时间，忠诚于我们自己，给自己一点放空心灵的时间，哪怕坐在地铁上闭目养神，思考一下今天的工作，琢磨一下某一个创意，甚至想想远方的家人，还有我们的心上人，还有曾经游历过的美景等，这一切都会丰富你自己，充实你自己，让你拥有更加良好的状态。

我用"拯救自己"来针对这部分朋友进行交流，愿我们能成为健康治理共同体，愿有更多的人在上班的路途中，回归到运动中来。站要昂首挺胸，走要阔步前进，解放双手，甩开双臂，迈开双腿，用这一点点时间给我们的身体加油，给我们的身体增强活力，让我们能有一个健康的体魄、健康的心态、健康的时空观，否则我们就在不经意中成了手机的奴隶，成了垃圾信息的奴隶，成了机械的奴隶。总之，我们不要做手机的奴隶，我们要做自己，我们要忠诚于自己，要更好地找回我们自己。

第十四章
饮食治理

大家看到这个标题可能觉得很好笑，谁不会吃谁不会喝，这还要治理吗？也许我们有时候还真忽视了吃、忽视了喝。古人说饮食男女，饮食是我们的生命之本，也是我们生存之源，好像这是天生的，每个人都会，在一个自然的生存状态下，我们的祖先在生存的体验和生命的选择过程中，选择了最适合的、最方便的、最合理的该吃什么，该喝什么的一种生存逻辑。但是进入现代文明社会，并没有让我们的吃喝更加现代。反而由于城市化，对于食品的选择，包括食品的精细化，在我们工作的压力以及时间的安排下，忽视了吃什么喝什么，怎么吃怎么喝的问题。所以在《健康治理》的章节中，我们把"饮食治理"放在关键位置。

古人云："病从口入。"我们的饮食与我们的健康密切相关，有很多的饮食专家、营养专家、医学专家写了很多关于健康的书，在阅读后，让我们思考一个问题：我们到底该用一个怎样的健康治理理念来对待我们的饮食？

首先喝什么？先说一个喝水的问题，喝水是问题吗？喝水是问题。有时候我们忙忙碌碌一天都没有喝多少水，长此以往我们的身体就处于缺水的状态，缺水是不健康的。还有我们有些年轻人长期习惯于喝碳酸饮料、喝某种果汁，认为这是一种健康的饮水方式，但是从医学角度来讲，这是非常不健康的。还有我们喝酒、喝茶、喝咖啡，这些该不该喝，怎么喝，多喝还是少喝，这一切问题都是关于喝什么的。参考国内外的相关医学研究和相关的科技读物给大家总结以下几方面。

第一，水的问题。俗话说：女人是水做的。其实不仅仅女人是水做的，男人也是水做的，人体内的水分大约占体重的70%，所以每天必须有定量的水摄入，我们才能够健康地生存。有时候食品可能没那么重要，但是水是至关重要的，一般来说人体一天摄入8杯水是比较合适的，这样才能保持健康，平衡体内的新陈代谢。早上起来最好空腹饮用一杯白开水，可以清洁肠道。上午喝1~2杯水补充流失的水分。中午饭前可以适量喝水，可以激发消化系统工作。在午餐后半小时，也应该补充少量水，有助于肠胃消化。下午可以喝一杯茶，有利于提神醒脑。晚饭前，如果是减肥的人，这时候可以喝水，增加饱腹感，减少晚上的用餐量。在晚饭后和睡觉前可以喝少量的水，但是睡前半小时不要喝水，防止晚上起夜上厕所，导致第二天眼皮浮肿。特殊情况下，比如，剧烈运动后要多喝点水。

第二，其他饮料的问题。其一，对年轻人来讲，碳酸饮料的摄入量一定要限制。其二，关于喝酒，历史上既然传承了几千年的酒文化，一定有它的益处，但是喝多少，怎么喝，谁能喝、谁不能喝，这些要引起我们的注意，不能强求，朋友们聚会时有对酒精过敏或不喝酒的，其他人不要劝酒。还有什么时候喝，喝多少的问题。喝酒的确是有相对适合的时间的，喝酒的时间最好放在晚上。因为人体肝脏中乙醇脱氢酶的活性在每天的不同时刻都是不同的，不同时间喝酒对身体产生的反应也是不同的，中午活性降低，晚上活性增加。因此，中午喝酒乙醇不容易被代谢掉，此时喝酒比晚上容易醉，对身体的伤害也较大。另外还需要注意的是，早上空腹饮酒极容易造成胃黏膜的损害，因此晚上喝酒相对来说才是合适的。当然也不要在身体抱恙的时候喝酒。如果适当小酌几杯，可以消除疲劳，缓解精神紧张，也可以增强心脏功能，提高身体免疫力，但千万记住不要贪杯啊！酒后也要注意不要吃药，体内酒精容易和药物发生反应，甚至引发中毒；还要注意酒后不能马上洗澡，因为热水不利于体内酒精排出。其三，不要大量喝咖啡或浓茶，让心脏过于兴奋，这样会给身体带来损害。

再说吃的问题，我们应该吃什么，我们现在的饮食出现了什么状况。我们现在吃的更多的是精细食品，含脂肪量高的食品，吃蔬菜和谷物少，这种状况需要我们改善。根据相关的专业资料，我们在这里给大家提供一个饮食建议，比如说，在你的饮食习惯里，可能会愿意吃肥肉、愿意吃麻辣、愿意吃辛辣，这些都没问题，但是一定要有一个度，要有一个量，健康饮食的宗旨是多吃蔬菜，多吃水果，在做饭菜时要少放盐、少放脂肪、少放油。你可以做一个自己的规划，来评估一下自己的饮食健康程度是什么样子。前面我们在做健康治理评估的时候已经提到了，这里大家再做一个自我评估，把我们之后的饮食结构进行一个适当的调整，形成吃什么喝什么、如何吃如何喝的一个健康治理的规划体系。我们要吃好、喝好、吃健康、喝健康，并根据自己的年龄以及身体状况，结合健康饮食专家的建议，不断调整和优化自己的健康饮食结构。

第十五章
运动治理

周六的清晨，我在大望京公园边上走路锻炼，看到一番景象，让人特别感动，觉得充满生机。当我走在大望京步行街道路过昆泰酒店后面绿地的时候，看到有几个成年人带着一群五六岁的小朋友在一起跑步，这是一个周末的早晨，看到这种景象仿佛看见了希望。看到那些小朋友跑步时的那种状态，感受到孩子们对周围的人能够产生很强的影响力，更加强化了运动的重要性。

笔者号召每个人都动起来，生命在于运动，健康也在于运动。我们每一个有机体，生命中的每一个有机体，无论什么时候，都能在运动中找到生机，所以我才跟大家一起交流运动治理。所谓运动治理就是我们对运动要有一种观念，要有自己的评判和认识，也要有自己的规划和行动，还要能够把它坚持下来。我们在一天的生活过程中会有时间安排，会有各种各样的事情，我们倡导每一个人、每一个家庭，甚至每一个单位，都要有一定的运动治理意识，在我们安排生活、安排工作的过程中，把运动作为一项内容同样安排进来，而不是偶尔想起或者长期淡忘。

就个体而言，第一个问题要问自己："我运动了吗？"我相信越来越多的人会回答"我运动了"，因为现在你走到任何场合，都可以看见越来越多的人加入了运动的行列。我每次到奥林匹克森林公园去健步走的时候，无论是清晨、中午还是晚上，我总能看到很多同行者，无论男女老少。那里的运动气息十分浓厚，给了大家一种想运动的氛围。

那么我运动了吗？哪些人的回答是肯定的，哪些人的回答是否定的？有两个人群，我特别关注他们的答案，一个人群是正在工作岗位上奔波的人，如果你是这部分人，你回答运动了，但愿你是运动中的一个；还有一个人群就是青少年，他们的运动至关重要，不仅在他们的成长过程中有利于身体发展，还要在担负着沉重的学习压力的情况下，有一个健康的体魄，更重要的是锻造一生健康的生活习惯，塑造人生成长中需要的毅力。但是这部分人的运动是有限的，当然有些特别好的学校，在现在的教学安排中，特别重视素质教育，素质教育中的一个环节，就是特别重视学生们的锻炼和运动。

比如说，望京有一个学校——陈经纶中学分校，在这个学校的初三，这是学生压力最大的时候，也是学生最紧要的关头，他们每天早晨让学生们来校的第一件事情，是由老师在操场上盯着学生跑若干圈，每天如此，不管学生是迟到的，还是早到的，第一件事情就是运动。还有其他一些学校，也特别重视学生健康，有坚持让学生运动的习惯，我们为这样的学校点赞。所以青少年运动要靠学校、家庭，当然也要靠自己，不能偷懒。我希望看到这本书的每一个人都做出一个回答，那就是"我运动了"，如果你还没有运动，那么从现在开始一点都不晚，只要你还能够行动，一定要运动起来，运动不是说你非得达到一个什么样的标准，只要你动起来，把它当作一种身体的锻炼，这是非常重要的。

第二个问题，要问自己："我坚持运动了吗？"对健康治理而言，我们不仅要回答我运动了，更重要的是要回答我坚持运动了。不管我们的运动方式是什么样的，坚持最重要。只有坚持运动，我们的身体才能产生记忆，我们的技能才能得到长期的训练，我们的每一个细胞才能在运动中得到调理，我们的身体才会更加有活力、更加通畅，这样才能减少疾病，让你成为一个有活力的人，所以坚持运动特别重要。什么叫坚持？所谓的坚持就是每周有几天时间在做运动，或者每天形成一种习惯做某项运动，无论是走路、跑步、跳绳、打球、爬山、游泳、做瑜伽，还是在家里用运动器材进行锻炼，这些都不影响，不管做什么运动都可以，关键是坚持了没有。

第三个问题，就是运动的选择，也就是你选择什么样的运动方式。其实要因人而异，因身体素质而异，因家庭的周边环境而异，因自己的喜好而异，从最简单的做起。如果说从小就培养了运动习惯，如打羽毛球、乒乓球、篮球、足球，这些都很好，但是到底应选择什么？就选择自己最适合最能够坚持下来的运动方式。如果你以前没有好的运动项目或者运动习惯，那么最简单的选择就是走路，随时随地可以锻炼，而且成本又低。所以最简单的方式是走路，快走就行，在家或单位周围找一个好一点的环境，能够每天去坚持，一天走一次，如果能达到3~5千米是最好的，如果有更大的强度，比如，可以在奥森公园走一大圈大概是10千米，不然在南园走一小圈大概5千米也是非常好的；或者说在家周围的公园、城市绿道等，总能找到一个适合你的，比较舒适、安全的路径去走。如果你感觉走路还不过瘾，那么就可以去跑步，跑步会增强心肺功能，走路也可以减肥，跑步也是可以的，关键在于坚持。所以选择什么运动方式看似复杂，其实极为简单。当然，如果说有周围的团体可以形成一个共同体，那么更好，比如，望京有一个肯跑团，如果加入了，就有人每天去号召你，一周会组织几次活动，跟着大家一起跑会更加有乐趣。再比如，我们单位有几个同事在组织打网球的小团体，你如果加入，每天都会有人号召，会问你今天有没有时间，几点钟在某个场地打球。这些选择都是非常重要的，就是既选择适合自己的，又选择能够坚持下来的，最好能够有人陪伴，那就再好不过了。

对于健康的选择以及运动的方式的选择，最好也照顾到家人。比如说，家人适合一起走路，那就一起走路，如果家人可以一起游泳，那就一起游泳。如果周围有几个徒步的达人，每周都要去徒步，你愿意参与也是非常好的，像我的校友中就有人愿意徒步，徒步也是一种非常锻炼毅力，并且可以陶冶情操，还可以欣赏自然美景的非常好的运动方式。这就是要做好健康运动方式的选择。选择最关键的三个因素，第一是适不适合自己，第二是方便不方便，第三是能不能坚持。我认为运动的选择就在于这三方面，无论什么样的运动，都会对身体有好处，都会是健康的组成元素。

第四个问题，就是运动的强度，运动多少才算可以。不同的运动方式，它的运动强度也不一样。关于运动的强度也是因人而异，但是最基本的标准，就时间而言，最少是每天运动半小时，四五十分钟到一小时是最佳的。根据每个人的工作生活，还有周末时间和工作时间，如果每天能够坚持运动一小时，那是最棒的，这是从时间上来讲。从强度上来讲，比如，走路，有的人问每天应该坚持多少步，大概是6000~10000步，如果说还能走更多，你的身体能够支撑那就没有问题。正常情况下6000步~10000步就达标了。无论是跑步还是走路，还是其他的运动项目，都要达到一定的运动强度。对需要心肺锻炼的人来说，医学专家也建议要达到一定的强度来刺激身体，给身体一种压力，使其得到体能上的推动。

第五个问题，运动的时间，也就是什么时间段运动最好。我个人认为两个时间段是最好的：一个是早晨，一个是晚上，这也与我们平时的生活和工作有关。早晨起来为什么要运动？因为我们躺着休息了一晚上，是静下心来对身体的一种调理，但是当我们躺在那里的时候，细胞与细胞之间的关系、血管之间的关系、心肺之间的关系、脏器之间的关系，没有得到按摩，没有被激发起来，它们都处于睡眠状态，我们要把睡眠状态在运动过程中激活，我认为运动能帮助身体找到更加畅快的感觉。所以早晨如果你能拿出一点时间来运动，早起一小时，运动半小时到40分钟是最佳状态。另外的时间段就是晚上，因为一天的工作结束了，身体很轻松，思想很放松，时间上比较宽松，吃完饭消化半小时之后进行运动，既有助于消化，有助于释放，也提升了睡眠的质量，因为运动完以后身体会有体力消耗和能量消耗，这样可以把一天的疲累通过运动得到缓解，得到调整，得到释放，同时也有助于消化，有助于减肥，有助于健康睡眠。当然如果针对不上班的人、退休的人、有大把时间的人，那么一天还可以选择更加适合自己的时间。比如，早晨八九点钟、九十点钟、下午午休起来这样的时间段，都是非常好的运动时间，尤其对上了年岁的老人来讲，在这些时间段运动的人少，方便锻炼，那么选择一个很好的时间、地点进行训练，是至关重要的。

第六个问题，运动的装备是什么样的。如果要运动，最好要有合适的装备，最重要的就是鞋子。俗话说得好，鞋子合不合脚，只有自己知道。一双非常舒适的、适合自己的、有品质的鞋子特别重要。不管你做什么样的运动，几乎离不开你的脚，所以准备一双舒适的运动鞋至关重要。还要有适合自己的运动装，夏天就是短裤、运动衫；冬天准备运动长衣、长裤等，都要以舒适、透气为主。对于开车一族，车上可以常备一套运动装，这样随时随地都可以用。为什么要穿运动装？因为当你换上运动装的时候，整个身体就被释放了，你更容易进入运动状态，感觉很轻松、很舒适。其他的运动装备根据具体的运动项目，如爬山的登山杖、冲锋衣、帐篷等；游泳的泳衣、泳镜、耳塞等，这些就不一一说了，总之，根据你的运动习惯准备运动装备，而且把这些装备使用起来至关重要。

第七个问题，运动给我们带来的好处是什么？我们要主动地去把运动的好处联系起来。

其一，运动增强活力。这个活力不仅是生理的活力，还有心理的活力。通过运动，在运动过程中让自己感觉到活力充沛，把内心的活力和机体的活力结合起来，更好地形成共鸣然后释放。这样从里到外就得到了锻炼、训练和激活。

其二，运动带来自信。当你昂首挺胸阔步前进，或在泳池里放松施展的时候，你就找到了自我，感受到自己的优秀和重要性。你能自信地去运动，就说明你能够征服一切，能够支撑一切，任何困难对你来说都不在话下，从而增强你生活的自信和工作的自信，每个人对自己都要充满信心，运动可以带来自信，而且可以通过自己的内心来强化自信，并在运动中得到激发、升华。

其三，运动增加快乐。运动本身会分泌多巴胺，让人产生高兴的感觉。但有时候看到运动场上的人，在运动的时候愁眉苦脸，运动是为了健康，健康就是保证身心都健康，所以我们要把运动和快乐结合在一起，在运动过程中，当你的身体被激活时，要感受快乐、释放快乐、享受快乐。无论你遇到什么样的困难，当你在运动的过程中就要忘记痛苦、享受快乐，把你的快乐在运动中激活，这样我们运动治理最终达到的效果就是每个人都收获充满自信、有活力、健康、快乐的自己。

第十六章
心态治理

健康，从某种意义上来讲也包含健康的心态，有了健康的心态，那么你的健康才是全面的，你才是一个真正健康的人。一个人的心态健康对一个人的身心具有非常重要的作用，很多人都是因为心态不好的原因，总是有心理负担，遇事总是乱想，让自己不开心，心里不快乐，这样就影响了身体、生活和工作。所以有一个健康的心态是塑造健康人生非常重要的因素。

什么样的心态是健康的心态？

第一，应该是一种积极的心态。每个人生活在这个世界上都要积极向上，只有内心有向上的动力，做任何事情才会有热情，遇到任何问题才会从积极的方面考虑。一件事情总有它的两面性，当你从积极的方面去考虑的时候，也许你的方法、路径、角度、体会都会豁然开朗。如果你从消极的角度去考虑，结果会截然不同，所以积极的心态是一个非常重要的健康心态，无论是在生活中还是在工作中遇到挫折，在解决问题的心态选择方面，我们要用一个积极的心态来面对。

第二，乐观的心态。人无论贫贱还是富贵，顺利还是困难，都应该保持一种乐观的心态，塞翁失马，焉知非福，遇事一定要往好的方向考虑，不要徒增烦恼，要用乐观的心态去面对。人生在世，高兴也是一天，悲伤也是一天，我们为什么不让自己过得开心幸福呢？

第三，不怕失败的心态。我们很多人都是为工作、为事业、为家庭在努力，在努力的过程中总有一个目标，总有一种期待，如果说我们努力是一回事，那么是否成功又是另一回事？很多人能够面对成功，但是难以面对失败。一个人的心态中应该有一种能够承受失败的心态，失败并不可怕，反而我们能从失败中得到更多的启发，总结更多的经验，获得更多的教训，从而走向成功，如果遇事都能有乐观的心态，我们就能够对失败坦然处之。

第四，平和的心态。因为心态是对自己的一种内心修炼。人在生活中难免遇见各种各样的、或好或坏的事情，无论对人还是对事，我们是否能够用平和的心态去面对生活中的一切呢？当你心态平和的时候，你的承受能力就会增强，你的冲动就会减少，你对问题的看法就可能更加深刻。心态平和的时候，人就更加有定力，任何事情以及任何外界因素就难以对自己形成伤害，自己也不会对自己造成伤害。应该说平和是一种定力，也是保护自身的一件盔甲。当你平和了，你的内心就像海绵一样，吸纳力就更强，外面世界的暴风骤雨，在你强大的内心里就得到了缓冲，这样无论从身体健康还是心理健康的角度来说，受到冲击的程度就会减弱，这是笔者对平和心态的理解和体验。如果说我们没有处于平和的心态下，可能一件小事情就会激怒我们，一个小问题就会让我们暴躁，会让我们发脾气，甚至引起身体不适以及引起心理的变化，甚至会产生一些激烈的冲突。健康是一种系统的生活方式，我们要保证整个生态生活体系是健康的，行为是健康的，这样的健康才是全方位的健康，是一种系统的健康。

第五，豁达的心态。前面说的平和是一种吸纳，是一种宁静，而豁达的心态，就是开阔的胸怀和强大的包容性。能够海纳百川，这样的心态就比较豁达。豁达就是面对一些负面情况的时候，能够坦然处之。豁达是大度和宽容，豁达是美德，豁达是乐观的豪爽，豁达是博大的胸怀、洒脱的态度，也是人生中最高的境界之一。所以遇事让自己更加豁达一些，才能拥有更加健康的心态。

第六，能够忍受委屈的心态。我们讨论的健康的心态，包括积极的心态、乐观的心态、平和的心态、豁达的心态，其实还要有能够忍受委屈的心态。因为现实生活中很多人的生活步伐、工作的节奏都比较快，在这种状态下不像在慢节奏的时代，人们往往能够慢慢地了解你，慢慢地体会你，慢慢地跟你相处。在快节奏的时代，人与人之间的交往也变得肤浅，只求快速地完成一项工作或者进行一项合作。这个时候往往别人对你的想法、你的做法、你的为人缺乏一种深度的理解、体会和谅解。所以也许这个时代我们遇到委屈的情况，或者委屈的状态会更多一些。那么面对委屈，你怎么办呢？能不能承受，有没有这样的一种能力，有没有能够忍受委屈的心态就特别重要。否则的话我们就可能给自己负面的评价以及心理暗示，让我们的情绪转化成对身体的刺激，这样对身心健康是非常不利的。

上面说了这么多心态，那么，好的心态是怎么来的，怎么获得好心态？笔者个人认为，这种心态是修炼而来的，要有意识地去修炼、打磨、锤炼自己的心态。在生活的历练中、体会中、反思中，让自己更加积极、更加乐观、更加豁达、更加平和，即使面对困难和挫折也能够泰然处之，接受委屈，接纳失败。一个健康的人就像太阳一样，拥有阳光的能量，让周围都充满了温暖。当你感受到你是自己的小太阳的时候，你身上散发的都是正能量，这时你的心态一定是健康的、积极的、正向的。所以心态是一种修炼，健康也是一种修炼。

其实还有很多事例，有一个特别极端的例子：一个很高级别的官员，由于在工作中没有坚守底线，存在贪污的行为，后来被判了刑，刑期比较长，被关进了监狱，这个时候他感觉受到了从天堂到地狱的挫折。但是那一次我在监狱参观时，听到了那个高级官员的分享，实际上他走出自己人生中的阴影，就是用健康的方式，在特殊的生存、生活场景中磨炼，他放下了一切，在那个时候他也很痛苦，但是他以积极的方式去接纳，以积极的方式去锻炼自己。70多岁的他，身体很健康，很强健，思维很灵活，心态上也更健康，所以即使遇到非常严重的人生挫折，你也要面对，你也要健康地生活。所以没有什么是可以打倒你的，真正能够打倒你的只有你自己。强大的内心世界是由你的心态修炼出来的，所以修炼心态尤为重要。愿你拥有阳光般的心态、钢铁般的毅力去幸福快乐地生活。

第十七章
工作治理

看到这个标题，可能很多人会想，工作还需要治理吗？实际上很多人包括我自己都会为工作而苦恼，会对工作的安排而苦恼，会对自己在工作中的表现而苦恼。甚至不少人因为工作的苦恼而抑郁，因为工作的劳累而猝死。因此，健康治理一定不能忽视工作治理。在当今社会，已经不是日出而作、日落而息的小农时代了，现在的工作对我们来讲是一个复杂的，而且是应该一生应对的一件非常重要的事情。我们有的人在工作安排、工作筹划、专业选择、方向定位上都是非常科学的，而且定位得非常及时，这样工作效率事半功倍。但是有的人忙忙碌碌一天、一周、一月、一年、一生，可能自己也并没有产生成就感，觉得好像没有按照自己的意愿去做事情，也没有取得那么多内心所认可和追求的成就。

这就需要反思，我们要引入一个对工作的治理理念。工作治理首先是什么该做什么不该做。好像什么该做什么不该做这不由你自己选择一样，这是不正确的想法。什么该做什么不该做，是人们工作中的一个最基本的选择，你到底选择什么样的工作，或者说在这个职业里，你选择哪一个领域、哪一个方向成为你所爱，成为你所长，越早地确定这样的方向，确定得越合理，那么对你未来的发展就越有益。

要确定自己的工作目标、工作方向，最好能把自己的志趣、爱好和追求，与自己的专业、职业方向和职业目标结合起来，这是非常重要的。在工作生涯中职业定位还可以不断地调整，与时俱进，不断扩展自己，不断地学习，不断提升自己，在提升的过程中适应时代的变化，确定自己的专业定位、发展方向。如果没有这样，那么你可能就会变成一个补丁，别人需要哪里就补在哪里，但是也不一定补得恰当，所以你就没有成就感。无论是什么岗位，当你在某一个领域里成长为一棵参天大树的时候，你就成了顶梁柱，在工作中就更能找到成就感，而且发展就会更加顺畅。

在工作的时间安排上，工作的接纳程度上要量力而行，也就是"没有金刚钻，别揽瓷器活"。在时间和精力承受范围内把每一件事情做好，而不是承接更多的事情，每一件事情都做得虎头蛇尾，这样的话既影响你的声誉，也影响你工作的质量，让自己也会很疲劳。

在工作治理理念里，还有工作和生活关系的处理问题。工作是为了生存，是一个人生存的根本，所以首先要兢兢业业，要敬业，在工作的时间内把自己负责的事情做到位，尽力做好事情。但是工作不是一切，人来到这个世界上，生活是第一位的，生活是工作的基础，所以一定要处理好工作和生活的关系。我们很多人，往往因为工作忘记了生活，所以我特意把工作与生活的关系拿出来，让大家作为一个思考题，思考我们在工作和生活的关系处理方面做得怎么样。有没有因为我们的工作让我们的生活更加有意义，更加有乐趣，更加有品质，而不是说由于工作影响了家庭，影响了孩子，影响了自己的周末时间。所以对于工作和生活，无论从时间、精力还是安排上，一定要强制性地给自己做一个调整，因为工作离开你照样运转，但是生活中不能没有你，家庭中不能没有你。我们要树立这样的观念，要把工作和生活的关系做一个恰当而科学的调整。

第十八章
睡眠治理

人这一生，至少有三分之一的时间都要在睡眠中度过，睡眠是维护肌体健康和神经系统功能正常必不可少的生理过程。睡眠的时间远远超过了我们吃饭、喝水的时间，处理任何单一事情的时间都没有超过睡眠的时间，那么就意味着睡眠对一个人来讲是多么重要，所以睡得好，就是使一个人健康的一个重要因素。

是不是每一个人都睡得好，怎么样才算睡得好，你睡得好吗？这是我们每个人都面临的问题。也许我们没有把睡眠当成一件非常重要的事情。成人的正常睡眠时间大致为7~9小时，并不是时间越长睡眠越好，也不是时间越短睡眠越差。健康的睡眠有助于消除疲劳、恢复体力、防御疾病，还能促进人的生长、发育，提高智力、延长寿命，健康的睡眠是美好生活的重要组成部分。但是有些人因为睡眠而痛苦，睡眠给自己带来了非常不舒适的体验：浑身酸痛，身心疲惫。

有一个年轻的同事由于最近有好几项非常重要的任务要完成，结果他过于着急，睡眠反而出了问题，躺在床上睡不着，他就起来看书，越看书越兴奋，十二点躺下，可能三四点钟都没有睡着，我们看到他眼圈是黑黑的。类似这个年轻人的苦恼可能还有很多，都是基于对压力的不正确应对而产生的负面障碍或者对睡眠的一种影响。还有一位高校老师，本来已经躺下休息了，但是考虑到第二天早晨还要讲课，对课件还不放心，于是牺牲了本来应该睡眠的时间，起来继续准备课程，结果第二天早上醒来的时候，妻子在书房里发现这位正值壮年的老师已经失去了生命。类似的情况令人痛惜。

因此我们要重视睡眠，关注自己的睡眠，评估自己的睡眠，看看自己的睡眠是否健康，这应该从下面几个因素来考虑。

第一方面是睡眠的时间问题，什么时候睡好像是一种自然的状态，不需要去刻意关注，但是在这个生活节奏很快、工作非常忙碌的时代，它就成了一个问题，也就是几点钟睡的问题。根据相关医学知识来看，一定要早睡，所谓的早睡就是不能熬夜，一般情况下睡眠的最佳时间应该是晚上十点到十一点，这个时候睡觉对身体的各方面，基本上是一个最好的时间段，对身体的相关机能有一个好的调整和休养。现在对两类人来讲，睡眠时间是成问题的。一类人就是青少年，有的青少年沉迷于网络游戏，有的熬夜学习，这样睡眠时间就颠三倒四，在夜间正常休息的时间内，不能够按照规律的生活方式进行休息，长此以往，会对健康造成严重的伤害，可以看到很多这样的事例，有些年轻的朋友甚至出现了猝死的恶果。还有一类人就是工作非常忙碌，正承担重要工作的人。为了更加顺利地完成工作，为了事业更上一层楼，进行无休止的拼搏，白天各种各样的事务应酬，时间从自己的健康中来挤榨，除了白天忙碌、劳累，晚上还通过熬夜的方式来增加自己的竞争力，提升自己的工作业绩，完成自己的工作任务，这样就使身体透支。短期来看，可能工作上取得了一定的成效，但是长期而言，自己的身体被透支了，健康受到了损害。无论从持久地为社会做贡献，为事业积攒动力，还是对一个单位或者对整个国家的健康建设来讲，都是得不偿失的，所以这两类人是睡眠时间最值得进行反思和治理的。除此之外，还有一些存在睡眠障碍的患者，这部分人是因为无法正常睡眠，躺下来但是睡不着。失眠已经成为一种疾病，可能需要用药物、心理、环境、生态等各种方式加以治疗、调理，来恢复到健康的睡眠状态，在正常的睡眠时间能够保证得到休息。所以睡眠治理的第一方面是解决好什么时候睡的问题。

睡眠治理的第二方面是解决睡眠质量怎么样的问题。是深度睡眠，还是浅度睡眠，还是做着各种噩梦的睡眠。有的人睡醒之后，还觉得四肢无力，头脑昏昏沉沉，这就说明睡眠质量有问题。对于睡眠质量的问题，什么影响了睡眠的质量，什么因素对睡眠产生了影响，取决于几方面。第一类，有没有身体器官方面的影响，比如，由于鼻息肉等各种原因导致打呼噜，影响氧气的供给，使得睡眠质量产生问题。第二类，有没有其他病痛影响到睡眠，比如，神经衰弱、经常熬夜过度疲劳，使人体神经系统紊乱影响睡眠；一些抑郁症、焦虑症等精神类疾病由于过度紧张、情绪不稳定而影响睡眠；部分处于更年期的女性会产生过度焦虑导致疼痛而引起失眠；还有部分消化系统疾病——肠炎、胃溃疡等造成的腹痛、恶心、呕吐也会影响睡眠；一些慢性支气管炎或肺部感染也影响睡觉时的呼吸，容易造成睡眠呼吸暂停；慢性肾功能衰竭患者也没有很好的睡眠质量；糖尿病或泌尿系统感染等疾病容易引起尿频，影响睡眠等各种其他的相关疾病。第三类，就是心态和对压力的不正确应对会产生不好的睡眠影响，比如，最近有突发的某一件事情，对本人的心理影响特别大，使得心理负担很重，情绪变化很大，使得本人难以入睡，这就需要情绪管理。同时还需要压力管理，有的人抗压能力弱，不能很好地疏解自己的压力，在别人看来是很平常的事情，但是对他来讲，这件事情是非常严重的事情，从而导致压力太大影响了睡眠质量。所以一定要通过缓解心理压力，调适正常的心态来让自己的睡眠回归到正常状态。

第三方面是对睡眠特殊情况的重视。比如，打呼噜需要治疗，别以为累了就打呼噜，有些严重的打呼噜是一种疾病，要进行监测，也需要去专业的医疗机构进行检查，根据诊断的结果，根据医生给出的建议进行适当的调理和治疗来改善睡眠。还有严重的失眠成为一种疾病，需要有专门的睡眠专家来进行专业的治疗。很多特殊的睡眠障碍，就需要睡眠治理方面的专家，通过药物、心理等多方面的调适来改善睡眠。

睡眠治理主要是要形成良好的习惯。第一要重视形成习惯；第二要形成意识，睡眠不仅是简单的睡觉而已，睡眠是我们健康中非常重要的、具有决定性的因素之一。我们不能忽视它，要对它重视起来，要有睡眠治理的意识，发现睡眠问题，要用积极的心态去应对，用良好的心态去解决、改善、提升，保证我们的睡眠时间规律，养成好的睡眠习惯，调理影响我们睡眠的因素，治疗影响我们睡眠的疾患，提升我们的睡眠质量，保证健康的睡眠才能保证健康的自己。

第十九章
压力治理

适当的压力是我们生活和工作的动力，但是超负荷的压力就是我们健康的杀手，很多心理和生理的疾病都与压力有关。每个人都可以体会到，你在压力巨大的时候会影响饮食、睡眠、情绪，连某些身体上的机能也会在面对压力的时候感到不适，甚至产生病变。所以在健康治理里，我们要有主动意识，不能简单地把压力当作外来的一种影响因素，而要主动出击，主动地以自我为中心，以自我为主体去认识压力、面对压力、治理压力，化解压力，把压力治理作为健康治理的一个因素，放置在我们人生的健康体系中，这样我们就更能泰然处之，而不是茫然不知所措。

很多人觉得有压力没办法解决，压力大了就难受，认为是别人给自己的压力，所以面对压力只能承受。这就是为什么要强调健康治理，健康治理就是以自我为中心去面对所有对健康产生影响的各种因素，我们必须认真对待这些因素，并用有利于健康的合理的方式来化解这些因素。

怎么去面对压力，怎么去消解压力，因人而异，因工作环境、年龄、身份等各种各样不同的因素，慢慢地揣摩出一种适合自己的应对压力的方式，健康的变量里一定有压力这个因素，我们越善于应对压力、消解压力、缓解压力、减少压力，我们的身体就越健康，我们的心理就越健康，我们的生活就更快乐，我们的各项安排也更加有趣。因为当你承受压力的时候，你的工作效率就有可能会降低，你的生活兴趣可能就会受到抑制，甚至你的思维也会受到影响。所以压力治理对健康治理而言，不是可有可无的，而一定要把它作为一个重要的因素，放在健康治理的逻辑体系里。我们要重视压力治理。

进行压力治理要先梳理自己的压力主要来自哪里。工作压力、生活压力、学业压力、社交压力、经济压力、情感压力等，判断压力的来源。要正确分析压力的来源，根据压力的来源找寻压力的治理方式。比如，来自学业压力，那就要正确调整自己的期望值和自己现在的状态，以及与自己目标之间的关系，尽可能调适到恰到好处，既有一个向上拼搏努力的方向和动力，又不至于给自己定一个高不可攀的目标，不能让自己像松紧带一样，被拉到濒临崩溃的状态，那样就是一种对健康的摧残和扭曲。压力治理的最佳方式实际上就是通过自我调适，达到一种平衡。

如果这种压力属于能够自主调适的压力，那么就要进行自主调适。比如，给自己的学习目标高了，非得拿上国家奖学金，非得考到名校研究生，非得拿下什么奖，这是自我加压，但是如果感觉承受不了，那就要自我调适，自我减压。如果是他人给你加压，那么要泰然处之，也就是对自己要有个正确的评估，比如，妈妈让你非得考上北大，但自己评估，可能只能考上人民大学或者相当的学校，这个时候在学业面前，就要跟给你压力的人进行适当交流，要有自己的定力。压力治理就是要以自我为中心形成定力，自我调适。我们还要进行对内调适和对外调适，对内调适主要是调适自己的目标，是不是目标定位不合适，压力是不是自己给予的，如果是自己给予的，那么就调适自己确定的目标，适当减轻自己给自己造成的压力。应对外部压力也要有自己的定力，自我评估所面临的目标，自己能做到什么程度，按照自己的能力，按照自己努力的极限。比如，你努力的极限是跳到1.8米，结果教练非得让你跳到2.8米，不可能做成的事情就不要形成压力，泰然处之，调整心态。俗话说得好，"天塌不下来"，只要你健康地生存在这个世界上，天永远塌不下来。同时学会及时用合适的方式与给你压力的人进行恰当的交流，如果你认为交流没用，施压者是一个霸权主义者或是一个独断专行者，没有关系，那就正确面对，不要给自己压力，因为你压力大了以后，睡不着，吃不香，晚上熬夜，身体就会有疾病，结果你的健康系统就崩溃了，得不偿失。

所以，压力的治理包括对内治理和对外治理，对内治理的压力来源是你自己，基于自我调适。对外治理就是以自己为中心，对自己，对压力进行评估，合理消解自己无法承受的超额压力。在自我可承受的压力范围内，努力、奋斗、积极向上或再往高处攀爬，但对超出的那部分压力要泰然处之，化解其对自己的影响，让自己吃得香睡得香，这个时候也许在你的目标之外还能有所突破。因此，根据压力的来源，通过对内调适和对外调适的方式来治理自己的压力，让自己达到积极的、平和的、坦然的、自信的、自立的一种状态，而不是承受自己或者外界给予的压力，让自己郁闷，让自己难受，让自己吃不好、睡不香、没有生活的乐趣，这是对健康最大的一种摧残。

第二十章
情感治理

我们生活在这个世界上之所以成为人，就是因为人类有人的情感，有人的情感寄托以及情感依赖。一个健康的人应该是一个情感世界丰富、内心温和平静的人。很多的心理健康、身体健康状况都与我们的情感因素有密切的关系，甚至我们健康的生活方式、健康的处事方式，或者对这个世界上的规则及法律的坚持，也与我们的情感有密切的关联。

发生于2015年7月10日的北大高才生吴谢宇弑母案令人震怒，吴谢宇在2024年1月31日被执行死刑，这起严重违背家庭人伦、扭曲了人类社会正常情感的案件落下帷幕，让大家充满了不可理解、痛惜、惋惜等各种复杂的情绪。这起让人难以置信的案件，其背后也反映出母亲跟儿子之间情感处理的深层次问题。如何去爱一个孩子，用什么方式的爱和付出才能够培育出一个身体健康、心智健全的孩子，非常值得我们深思。

吴谢宇之所以能够做出这样离经叛道的事情，从心理学角度分析，他们母子在情感依赖和控制方面存在严重的问题。因此，健康治理也不能忽视情感治理，想真正成为一个全方位健康的人，除了有健康的体魄，也需要有健康的情感，要有正常的情感表达、情感慰藉、情感付出、情感获得。在情感的治理中，要进行有意识的自我认识，正确地认识自己的情感，治理自己的情感，让自己的情感往一个正常的或者说良性的方向去发展，它是我们健康生活中一个非常重要的方面。在情感治理方面一般会出现下面几个需要警惕的方面。

第一，纠正控制式情感。所谓控制式情感就是无论是父母与子女关系、夫妻关系，还是恋人之间的关系，甚至亲密朋友之间的关系，都有可能有一种不良的情感倾向，就是其中一方有非常强的控制欲，希望完全把控一个人，而且控制欲会愈来愈强烈，有这种情感倾向的人，往往自己有强迫欲，类似强迫症，渴望通过各种各样的信息控制、行为控制来达到自己内心希望控制对方的情感诉求，甚至难以克制这种控制式的情感。而对对方来讲，在不断的交往过程中，由于感受到这种控制式的情感，会越来越不舒服，越来越难受，越来越想逃离，越来越想挣脱这种控制式情感的束缚。在家庭中的父母与子女关系，在恋爱中的情侣关系，在生活中的夫妻之间的关系，还有在朋友交往中的亲密关系，如果有控制式的情感，一定要自己进行反思，要意识到这是一种不良的情感，需要进行自我克制、自我纠正，通过调适进行常态情感的理性修复。

第二，克制依赖式情感。当一个人处于一种情感氛围中的时候，自己会有意或者无意地把自己完全丢失，让自己失去自我，失去独立性，这个时候把一切都依赖在另外一个人身上，形成生活依赖、感情依赖，甚至经济依赖，这样就会完全失去自我，这是一种非常不良的情感状态。在这种情感关系里，由于缺乏独立性而让自己不自信、不自强、不自立。就对方而言，可能在早期会觉得你很可爱，很喜欢被你依赖。但是时间久了以后，你就像一个没有骨骼的婴儿一样，使得给你情感的相对方，也感受到一种压力，而更重要的是这种情感之间的关系缺乏了平等性，使得支撑的一方非常累、非常疲惫，所以这样的情感也会导致各种各样的矛盾和冲突。因此，必须克制依赖式情感。

第三，打破自我封闭式的情感状态。我们人类是群居动物，我们要在各种社会关系中获得健康的生活，获得身心的健康、生活的健康和工作的健康。有一部分人不知是自己性格的原因，还是受到过某种伤害或者某种影响，他们把自己封闭起来，把自己的情感包裹在自我的世界里，自己不愿意走出去，这是一种自我封闭式的情感状态。这种自我封闭导致内心世界里痛苦、高兴、快乐的情绪没法表达出来，难以和他人进行分享，在自己独立的世界里就容易发生各种自我冲突，压力没法释放，别人也没法给予分担，自己的身心极容易受到不好的影响，产生孤独感，甚至会觉得生活索然无味，会有抑郁甚至厌世的状况出现。所以每个人都需要自我诊断、自我判断，在你的情感状态里，有没有这种自我封闭式的情感状态，如果有这种情况，一定要慢慢地让自己走出来，给自己封闭的情感世界拉开一条小口，让相对亲密的人在那里打开一道缝隙，让它透出一丝亮光，慢慢地跟更多的人进行情感交流，在交往中产生亲密关系，并感受来自别人的温暖，也把自己的温暖分享给他人，这样就把自己跟这个社会，跟周围的人，跟你亲密的人或者志同道合的人连接了起来，形成一种在生活中有情感联结的生命共同体。这样就解放了自己，释然了自己。

第四，走出自我否定式的情感。有的人在情感交往过程中会有一种自卑的心理，觉得自己无论是容貌还是地位等各方面都不如他人，在一些情感交往过程中有自卑感，这样的情感体验和情感评判，会让自己缺乏自信，没法全面、恰当地把自己的内心世界表达出来，这样就形成一种情感的不均衡。在社会相处过程中，自卑式的情感判断和情感释放方式，往往会弱化自己，让自己处于一种身心的不愉快和不幸福的状态，长此以往对身心健康会产生很大的影响，更重要的是，在这个模式中我们把自己放在一个低谷，在自己所处的世界里形成一种不对等的情感氛围和状态，从而加深内心的冲突和矛盾。这是生活中的不健康因素，必须予以克服。

那么如何进行情感治理？第一个能力是要有爱的能力，要特别强烈地意识到我们是情感动物，我们每个人都需要情感世界。所谓情感世界说到底就是有一种能够用心灵去感受这个世界的滋润并且能够滋润别人的能力，说到底就是一种爱的能力。我们能把自己的这种善心、爱心、慈悲心交付出去，打开心扉，把爱给社会、给自然、给你周围的人，这就是爱的能力。当你有爱的能力的时候，你的心胸就会开阔，你的世界就会豁达，你的内心就会包容。只有学会了爱，有一种对世界的慈爱之心的时候，你的世界才会相对更为积极，更为平和，所以情感治理的第一个路径就是要懂得爱、尊重爱、认识爱，并且要学会表达爱，让你的爱是一种健康的、温暖的、慈祥的、豁达的、包容的情感产物。对世界、对自然界、对小动物、对家人、对亲人、对恋人、对同事和朋友，都要有这种爱的感知能力和爱的付出能力。

第二个能力就是接纳爱的能力。我们要跟这个世界进行平衡，而不是单纯地付出，我们要去感受这个世界给我们带来的爱，这个时候就激活了我们的一种能力，就是可以正确地理解别人给你的爱，并感受和接纳这种爱的能力。当你感受到别人给你的爱、别人给你的关心、关怀的时候，你就不会从索取的角度来说还不够，并在之后对别人产生埋怨。在这个世界上，无论别人跟你有没有关联、有没有亲情、有没有义务、有没有责任，这份爱都是值得我们去用一个非常好的状态去接纳的。当你有了这种接纳能力的时候，你会觉得自己的能量得到了外力的汇聚和提升。所以除了付出爱的能力，还要学会接纳爱的能力，接纳就要有一颗开阔的心。爱不是说要爱得死去活来，其实别人对你的每一点好、每一点支持，你都可以把它理解成一种爱，要从情感角度接纳，接纳以后你就得到一种感知并汇聚他人能量的能力。

第三是要有感恩的能力。每个人一定要有感恩的能力，无论你的级别多高，无论你多么卑微，无论你是哪个角色，无论你贫穷还是富有，我们在这个世界上都不是独立存在的。针对我们生活中的每一份收获和温暖，都要有感恩之心，感恩之心会让我们更加平和，感恩之心会冲淡我们对这个世界的埋怨和怨恨，感恩之心就好像你手心的一窝水或者一捧沙，当你温柔地呵护它的时候，它会温顺地聚集在你手心里，当你想把它抓得更紧的时候，使劲地攥它，你攥得越紧，手里剩下的水越少，你攥得越紧，手里的沙子从你的指缝间流走得越多，所以我们对任何事情都不能过于苛刻，要感恩、要平和，这样才能保持一种幸福、舒适的状态，大家在一个舒适的状态中相处，这才是最好的情感。在生活中，尽可能地让我们的爱很好地释放，让我们能够拥有爱，让我们能够付出爱。我们也能够感受到爱，在爱的世界里，我们化解各种困难，激发彼此的生活积极性，让我们的生活更加幸福、更加温暖、更加美好，而不是由于各种情感问题，走向不好的一面。这种情感，既包括父母子女之间的情感、兄弟姐妹之间的情感、恋人和亲密朋友之间的情感、夫妻之间的情感，还包括同学之间的情感以及各种社交中的情感，这些都是需要我们将之作为生活中重要的因素，认真去思考，认真去对待的。只要我们把它运用好了，我们的生活就会因为有这样美好的情感而幸福，如果我们没有把它运用好、掌控好，它可能就会变成我们生活的羁绊，会造成心灵的痛苦，包括造成对健康的消极影响。

总之，情感治理特别重要。人作为情感动物生活在这个世界上，学会爱又能包容爱、接纳爱才是健康的。很多人为什么会抑郁、自杀，是因为他感受不到爱，他也不会爱；他不会付出爱，也不会去接纳爱，他不爱这个世界，更不爱周围的人，或者说表面上他觉得自己会爱，其实并没有学会接纳爱，也没有学会付出爱或者分享爱。这个时候就出现了严重的问题。无论是友爱，情爱，还是对大自然的热爱，这些爱都是至关重要的。我们要有这样爱的能力，有付出爱的能力，也有接纳爱的能力，这个时候我们才是健康的。

第二十一章
通畅自己

健康是一种什么样的状态？其实就是一种通畅的状态，无论是你的心情，你的身体，还是你的工作，还是你的整个状态，人应该在一个非常通畅的状态中。俗话说"通则不痛"，这个"通则不痛"既符合人体生理上的规律和特点，同时也完全符合人的心理和工作的特点。应该把"通则不痛"放在整个健康人生的境界中去理解、去感悟，那么我们的生活状态、工作状态、身体状态才能更健康。

我有一个假想，就是当我们把身体放在一个巨大的显微镜下，在放大上千万倍的情况下，我们可以发现身体是由一些非常微小的细胞所构成的，细胞与细胞之间都有它们相互之间的通道，在通道之间自在流通，彼此是正常的健康有机体，通道之间都是畅通的，它错落有致、井然有序，仿佛空气能够在里边非常舒适地自由地流动，能够从我们身体的每一个细胞里穿透一样，这样的机体就一定是通畅的，是健康的。

我们在什么情况下会有不健康的状态？比如，我们突然有一天特别生气、特别郁闷，这个时候我们可能会突然发现身体的某一个地方很疼，感觉好像堵得难受。其实在我个人的体会中，这种堵实际上就是在心理因素或者压力因素的作用下，使得我们的某些细胞之间进行了凝结，堆积在一起，相互挤压，打破了原来那种通畅的状态，这是基于外在的心理、压力、情绪影响而造成的堵塞。一时间可能就是堵得难受，但是如果我们没有及时地化解，或者说我们长期这样淤积，这一块地方就有可能发生病变。有些生理上的病变是由于心理、压力等原因，甚至是因为我们某种不良的生活习惯所导致的，这就是打破身心通畅状态后的一种变化或者说病变。

影响身心通畅，有些是生活方式的原因，比如说，我们久坐以后就会压迫我们身体的某一处地方，这样慢慢地那个地方的正常循环就被破坏，影响了它的通畅，我们的颈椎、腰椎受损，大多是因我们的生活习惯和工作习惯所导致的相关部位受到了影响，产生了堵塞和凝结，形成了压迫，把那种能够自然通畅、自然流通、自然流动的平衡状态打破了。

还有另外一种情况，我们的饮食也可能会影响身体的通畅。我们正常身体里的血管壁都是非常光滑的，除了个别人可能先天有些畸形，绝大多数人的血管壁的生理原始状态，都是天然的滑润且畅通。但是如果每天吃油腻的、高脂肪、高胆固醇这样热量高的食物，身体无法消化和吸收，油腻就会堆积在血液里边，堆积在肠胃里边，堆积在血管壁里边，这样就会有形成脂肪肝、粥样动脉硬化、冠心病等疾病的可能。所以健康的根本就是要保持我们身体的通畅、心理的通畅、精神的通畅、生活的通畅，只有生命有机体通畅了，才能让我们更健康。

除了上述情况还有一种情形影响通畅，就是因身体病变聚集在某一个地方，阻塞了它的通畅。比如说，某一个地方起了一个肿块，某一个地方发了炎，这样就改变了细胞与细胞之间原来的排列组合，造成肿大、粘连或者再生等。

怎么能够保证通畅呢？第一，让心情通畅。我们要时刻认识到，当我们心情不畅快的时候，就会影响到我们的情绪，情绪的不畅快反射到身体上，就会让我们的身体机能产生变化，这种变化就会影响我们的健康，心理上的纠结会造成我们的痛，身体的纠结也会造成我们的痛，这两种痛叠加更会影响我们的健康生活，所以要敞开心扉、通畅情绪，让我们的心情尽可能地保持在一种豁达敞亮的状态下，化解一些不畅快的状态，偶尔有不畅快及时地通过与朋友交谈、自我释放等方式，让情感和内心的世界尽量保持在通畅状态。我们常常看到健康的长者都是慈眉善目、豁达悠然的，保持一种畅然的状态其实就是他们能够健康长寿的一个根本秘诀所在。

第二，营造畅通的工作状态。影响我们健康的很多因素是由工作产生的。我想提一个理念就是畅通地工作。怎样才是畅通的工作状态？就是我们工作中该做什么，怎么去做，时间怎么筹划，任务如何安排，压力如何释放，团队如何构建等，都要处于良好通畅的状态；工作的量、工作的目标、工作中的人际关系等，也要处于一个通畅的状态。要在工作中合理调适来自同事的压力、任务的压力、领导的压力、考核的压力，等等。对来自任务目标、绩效考核、人际关系的压力进行平衡，使得我们无论处于什么角色，无论是一个非常高级的领导干部，还是一个中层的顶梁柱，还是一个基层的员工，都能在通畅的状态下把工作干得更好，能够化解压力，也不给别人增添无故的压力。整个工作状态畅通，这样才能保证我们自己的健康、同事的健康、身边人的健康，从而形成一个健康通畅的工作氛围，这也是健康治理的一个重要因素。

第三，克制调理和纠正不良生活习惯。比如，饮食方面的不良习惯，就可能会对我们的某些通畅产生影响：如喜欢食用高脂肪、高胆固醇、高盐、高油的食物等这些饮食习惯。如我作为西北人特别爱吃面食，见了面条就狼吞虎咽，常常吃了一大碗还不够，这种吃法其实就会在身体里堆积很多承受不了的东西。所以要学会粗精兼顾，合理搭配饮食。改掉不好的饮食习惯，会让身体减少堆积，更轻盈、更通畅。否则，不良的生活习惯会对我们通畅的机体造成负担，由量变到质变，最后产生机体的病变，损害健康。

第四，保持运动，让身心通畅。有时候我们工作了一天，非常劳累，那么我们就要劳逸结合，除了休息，我们还要进行适当的运动，如走路、跑步、打太极、游泳、打球、瑜伽等健身运动都可以，通过这些运动方式，让你身体的每一个机体活起来，每一个细胞之间都进行抖动运动，在运动过程中回归到它恰到好处的通畅的状态，所以要保持运动，保持适当的运动，适合自己的运动。这种运动能让我们在短时间内，无论基于心情、情绪、压力，还是我们的生活方式等所产生的淤积、堵塞，进行适当的打通，回归到通畅的状态。即使我们有一些慢性病，也可以通过这种锻炼和运动，逐步进行修复，让我们的身体回归到健康状态。

第五，及时就医，根除病变。如果身体已经在本质上发生了病变，就一定要及时就医，在医学专家和专业医疗机构的诊断下，通过医学手段进行矫正、修复，比如，哪个地方已经出现了肿块，哪个地方已经产生非常严重的堵塞，哪个地方已经形成了淤积，这就需要通过及时就医，用药物的疗法或者手术的疗法等，根除病变，畅通身体，保持健康。

第二十二章
回归周末

为什么要跟大家探讨回归周末这个话题？周末好像与我们的健康治理没有关系，但是大家想想很多人的周末都已经不属于自己，也不属于家庭了。千百年来人类发展过程中，从有了周末到慢慢地把周末的一天时间变为两天时间，一定是社会发展的一种需要和必然。那么当这种需要和必然用国家法定的方式赋予大家的时候，我们又面临着传统的工业时代向信息化时代、知识化时代快速变革的进程，这种进程就使得社会竞争日趋加剧，人们的工作方式和工作强度、竞争强度与日俱增，在这样的背景下，我们应该拥有的周末往往被加班、被各种工作所占据，无论是公务员还是企业职工，还是高校和科研机构的研究人员，长期或者说经常在一种加班的工作状态中，打破了我们工作、休息、休闲时间的有序安排，这样就会对身体和心理的健康产生不良的影响。所以在健康治理中，也应包括我们对周末时间的治理。

缺乏休息，丧失周末，不仅仅是普通员工面临的情况，甚至很多单位的领导，率先抛弃周末的休息时间，非常敬业地工作。

有些领导周末加班，那么单位员工就不能歇着，开始进行效仿，上行下效，造成一种不好的工作状态。其实我们需要一个健康的工作状态，除非在紧急情况、特殊情况的时候，需要我们随时随地有坚强的战斗力，在常态化的工作状态下，我们还是需要把单位健康、员工健康、自身健康放在第一位。要激励员工在周末回归家庭，回归自己，回归亲情，回归自然，让周末成为大家的调节器。因为在这个时代，尤其是一些大都市，从周一到周五上班期间，大家每天早出晚归，不是在忙碌着工作，就是奔忙在上班的路上，匆匆忙忙在去上班的路上花去了大量的时间，很多人非常疲惫，缺乏休息，到单位又马上投入紧张的工作，每天晚上再赶一两小时的车程回家，回家后还要照顾孩子、照顾家庭，没法彻底得到身心休整。因此社会竞争越激烈的时候，周末就越显得可贵。

一个健康的社会应该是整个社会拥有周末的社会，大家都尊重周末，利用周末，回归周末，这个社会才能健康，成为一个大的健康有机体。我们不能倡导比谁周末加班加得多，哪个单位周末加班加得多。我们中国人特别敬业，特别勤劳，特别能吃苦，这种艰苦奋斗的作风给我们国家的发展、财富的创造做出了巨大贡献。在新时代，我们一方面要努力拼搏，要继续坚持发扬这种勤奋敬业的工作作风，同时我们也要重视健康，每一个人都应该为健康中国、健康家庭、健康个体的塑造做贡献，那么我们应该做出科学合理的工作安排，有效地利用正常的工作时间，提高正常工作期间的工作效率。有的单位本来是常态化的工作，但单位领导特别习惯于在周五快下班的时候做出某项工作安排，说周一要或者周末就要，这种一纸命令、一声号令会让很多人的周末丧失，这样的工作安排，如果非必要的情况，应该尽量减少。当然在特殊情况下，如果有需要应急的工作，并且周一到周五已经实在没法安排工作的情况另当别论。牺牲周末的时间去工作，长此以往，会对相关人员的身心健康造成一定的影响。所以健康治理，需要大家回归周末、珍爱周末，把周末作为充满蓬勃生机的一个加油站，休整身心，这既有利于促进全民健康，也有利于大家回归家庭、回归消费，对国家的经济发展也会有促进作用。

那么周末的时间我们应该做什么？

第一，增强亲情。浓厚的亲情是健康的一个润滑剂。我们紧绷了一周的大脑和身体，在周末回归亲情，放下工作，通过共同做美食、吃美食、郊游、读书、参与文化活动、参与社区活动、做公益等增强亲情，这是促进健康的一种很好的调理方式。

第二，安排户外休闲。这对人体的调理也极为重要，我们在城市化的进程中，钢筋水泥建筑成为我们的生活和工作空间的标配，日常工作和生活缺乏接触大自然的机会。我们可以充分利用周末的时间走出家门，走出高楼大厦，走向自然，回归公园、回归郊野，在这个过程中，我们就会心情舒畅，身心得到舒展。

第三，有意识的运动安排。利用周末相对规律的时间，可以养成某一种运动的习惯。让不运动或者少运动的人，通过周末的时间把运动慢慢地变成一种习惯，这样就配合了我们前面所说的运动治理，至少在周末这个时间上是可以保证运动的，如果回归了周末，那么周末时间就可以用来进行运动。

回归周末是一个全社会应该高度重视的主题，尤其是对单位而言，除了特殊的部门，特殊的工作岗位，特殊的时期，特殊的工作性质，绝大多数单位应该是常态化的工作，应该是周一到周五就可以完成工作的，回归周末是对全社会的倡导，也是对每个人的倡导。在自己的工作安排中，尽量能够回归周末。单位的工作安排，也尽量让大家回归周末。有了健康的周末，才能有健康的个体，健康的单位，健康的社会，建设健康中国才能更有保证。

第二十三章
防治未病

一般来说，我们从健康到不健康的角度，可以简单地划分为三个阶段，第一阶段这个人身体机能和身心都很健康，这是最佳状态。第二个中间阶段就是工作、生活、习惯以及周围环境等，对我们的健康已经产生了一定的伤害，使得我们的机体心理等处于一个相对脆弱的状态，或者说正处于一个量变的过程中，但还不是真正的疾病，这是一个亚健康状态。第三个阶段就是我们的身体机能、器官，或者我们的心理已经产生了在医学上可以界定、诊断的疾病，就是已经产生疾病的状态。对这三个阶段我们都要正确面对，都要用健康的理念去评估、评价，并做出健康治理的决策。

健康治理有两个重要的方面：一个是防，一个是治。也就是不管现在我们身体很健康，还是已经处于一种亚健康状态，我们都要有预防疾病的意识，并且进行科学的预防。每个人的身体状况、生活状况、工作状况都不一样，怎么去防，因人而异。前面讲的健康治理的诸多因素，都是为了防而进行的交流，希望大家从运动治理、饮食治理、睡眠治理、压力治理、情感治理到回归周末，把这一切都有机地整合起来，有机地统一起来，形成一种总体的健康观和健康理念，并积极地参与行动，达到防未病的目的。

治未病主要针对已经处于亚健康状态的人，一定要重视对亚健康的评判。如果在体检中血压、血脂、血糖等这些指标量变的过程在你身体里出现的时候，那么就一定要进行有针对性的治理。

在这个充满竞争和压力的时代，很多人不愿意走出自己内心的世界跟外人去交流。在心理和生理上，有一些人处于亚健康状态，而自己不愿意去面对。因此我们特别强调要有治未病的意识，倡导每个人，无论你处于什么样的阶层，无论你贫穷还是富有，都要正确面对自己，对自己的身体健康状况和心理健康状况进行自我评估，是不是在亚健康状态或者在亚健康状态里的什么程度。如果很轻微，怎么去防治它，如果很严重该怎么办。治未病主要是在感觉到心理有问题、身体机能有问题的时候，通过健康体检、心理咨询等各种方式去应对，直面自己的身心，并且根据科学评估，通过自我调整、专业调理等方式来达到治未病的目的。比如，体重已经属于肥胖了，那么就要增强运动，调节饮食，改变饮食习惯；比如，睡眠出现了状况，整夜失眠，就要进行睡眠的治理，让睡眠回归良性状态；比如，心理非常焦虑甚至抑郁，这个时候可以通过运动、转移注意力、交流的方式，或者通过求助专业心理医生等方式，让心理回归健康常态。

当处于亚健康状态的时候，要正确面对自己，通过自己的积极参与，通过自己的努力，通过科学的调理，通过有毅力的坚持，把自己从亚健康的状态中拯救出来，这就是治未病。让我们再回归到健康的状态中，并且长期保持，再用健康的方式、健康治理的理念、健康的生活方式来维持我们健康的有机体，并长期保持健康的生活方式和生活状态，这样我们享受生活、投入工作，就能更加有底气，更加有保障。

第二十四章
克治已病

上一章我们把人的状态简单地分为健康的、亚健康的和身体心理上已经有疾病的，那么对于身体和心理上已经有疾病的这种状况，我们要向疾病投降吗？不，我们要站起来，我们要跟它去战斗，去征服它，这就是"克治已病"，攻克它、治愈它，这是我们的目标。

那么怎么去攻克，怎么去治愈呢？第一，对于已患疾病，应积极寻求专业医疗机构和医疗专家进行准确的诊断，科学的治疗，积极配合专业机构，不要讳疾忌医，一定要及时发现病变，积极检查，用现代科学手段及早对身体和心理疾病做出准确判断，不至于让一些不严重的状况逐渐在自己的忽视下变得更加严重。这两天看见了一个案例，一个25岁的女孩得了腮腺癌，其实她在体检过程中，医生说这里有结节，由于这个结节比较特殊，医生还专门强调让她进一步就医检查，但是她一直没有重视，总觉得自己还这么年轻，反正周围的人都有结节，就没有理会，结果没过两年时间就病变了，变成了癌症，非常可惜。就像类似的疾病在体检过程中已经被发现的，就要及时地去专业的医疗机构进行就诊，不能讳疾忌医，尽可能地到专业的医疗机构进行检查和判断，包括一些相对不是很发达的小城市。在检查清楚之前，大家不要轻易地用一些偏方、土办法，或者一些江湖郎中的医嘱来进行治疗，这样会对病情产生误判，延误最佳治疗时机。

第二，最关键的就是回归我们自己。要有坚强的意志，人体才有强大的自愈能力。在配合医生治疗的过程中，自己的健康心态、积极心态、乐观心态、不被疾病所压倒的这种坚强的意志和毅力，是攻克疾病、治愈疾病的一剂非常重要的良药，有了这样的积极心态，再配合医疗机构专业医师的治疗，可能在某些情况下会超越医疗给你带来的效果，这样产生奇迹的事例有很多。比如，有一位大妈，她在十多年前发现自己得了不治之症，虽然医生告诉她没有几年的寿命了，但是她怀着非常乐观、积极向上的心态，放下生活中的包袱，开始走向大自然，走遍国内大好河山，甚至也走出国门周游世界。结果十多年过去以后，她反而成为一位非常阳光热情的阿姨，总是春风拂面，热爱拍照、热爱美食，照相时总能露出仿佛少女般可爱羞涩的表情，她眼界开阔、心胸豁达，虽然已经六十多岁，但是和年轻人沟通也特别融洽，毫无代沟，微博、微信也玩得很好，通过旅游和休养调理，身体状况也很好，这样就颠覆了传统的判断。还有我们前面讲过的一位教授，他也是这种情况，他发现了自身存在的疾病，就对工作进行了调整，树立了健康的运动意识，开始爬山，到现在七十多岁了，身体非常棒，而且征服了中国的很多高山，包括珠穆朗玛峰。身边这样的事例还是很多的，我们很多情况下是没有做到，反而让疾病摧垮了你的身体，摧毁了你的意志，让疾病引导了你生活的方向，这是最可怕的。

第三，切勿过度治疗。当你意识到自己的身体出现了状况的时候，把自己完全交给了医药，交给了理疗，没有想到我们有自我克治、自我攻克、自我治愈的能力。身体出现了状况一定要去治疗，但是一定要科学治疗，要把反对过度治疗作为健康中国的一种共同观念，要让患者有这样的意识，让医生、医院有这样的意识，比如，有些药可用可不用的就不用，有些手术可以不做，可以用别的方式治疗的，就用别的方式。比如说，支架，很多冠心病到一定程度的时候，如果非得搭支架我们就搭，如果还没有到严重的情况就搭支架，回转的可能性就丧失了。

反对过度医疗，既是一个专业问题，也是一个医学伦理问题。有些老人年龄很大了，当他们身患比较严重的疾病的时候，治疗手段和治疗程度往往令子女和患者都难以抉择。怎样做到既积极治疗，又尊重患者，并可以维护患者生活的尊严？一位朋友的父亲食管上有问题就割断了喉咙医治，本来还可以有一些亲情的交流，但是从此以后他再也没有跟子女进行语言上交流的机会。还有一位朋友的母亲因为肺部的疾病，呼吸有一些困难，送医院后就插上了呼吸机，最后时间长了，在临去世时，喉管和器械之间都粘连了，没法拔出。诸如此类惨痛的教训，使得我们必须保持清醒：有病要治，要科学地治，要有节制地治。不管得了什么样的疾病，克治已病至关重要，要通过科学治疗攻克它，而且要通过饮食、运动、锻炼，把所有的这些方式都结合起来，走向自然，解放自己，让自己成为克治疾病的一个积极的参与者和核心的主体，再借助医学手段、医疗手段、药物手段进行治疗，以达到治疗疾病的目的。

虽然已病，但是要树立信心，要在意志上坚强地挺立起来，要有做健康的自己这样一个坚定的信念，通过这样的信念来支撑自己参与到自身疾病的攻克中来。光有信念不行，克治已病，既是一种理念，一种信念，也要变成一种行动。不仅要树立坚强的健康理念和信念，同时从饮食、运动、睡眠、压力等各方面治理中行动起来，这样才能达到一个克治已病的目的，愿我们所有的人都更加健康，生活更加美好！

第二十五章
一群人一起才能走得更远

在我居住的小区旁边经常会看见五六个居民踢毽子踢得炉火纯青，当毽子飞到身后时，不用抬头也不用回头，他们会用非常自然准确的倒钩把这个毽子踢到自己想让它去的位置，非常神奇，在别人看来，这简直是一种不可思议的技术。那么，这样的技术是怎么来的？我简单跟他们做了交流，这个团队的成员就是社区的居民，他们数十年如一日，通过健康的锻炼方式形成了一个小群体，他们一起坚持，不仅娱乐了，而且变得更健康。因为踢毽子，身体的每一个地方都得到了锻炼，之所以能够坚持下来是因为有这样一个群体。因此要进行健康治理，一定要有健康的生活方式，在这种健康的运动方式中，最好培育一个群体，让大家在彼此鼓励、彼此推动中共同坚持。虽然我们每个人的毅力不同，但是有志同道合的一群人共同坚持一件事情，一起向前走就能走得更远，这样的事例非常多。有几位朋友坚持打网球就是这样的，如果一个人去打，那么一定坚持不下来，但是这个群体每天一起

105

打，你今天可能有点累了，有点疲惫了，有点懒惰了，另外一位朋友鼓励一下说："走吧，明天六点或七点场地上见！"这样就再一次激励了你。有的朋友是登山爱好者，和朋友一起登山很容易坚持下来，如果长期一个人去登山，既乏味又不安全，也没有毅力坚持下来，所以大家就形成一个共同体。在互联网时代，这些熟人也可以组成一个群体来坚持某项健康的生活方式，包括我们健康的饮食，也可以有一个群体相互分享，相互激励。

北京某医院的一位健康饮食专家就做得非常好，她为一些关注饮食健康的人组建了一个微信群，给大家提供健康饮食方面的义务咨询，很多群里的群友，每天给大家分享健康的饮食、饮食的合理搭配以及食材的各项注意，这样大家在专家的指导下，相互影响，相互倡导，彼此之间进行鼓励，就形成了一个良性的健康饮食群体。在当下和未来的健康治理中，一定要有这样的群体意识，我们自己可以主动形成以我为中心的一个群体，也可以加入别人的群体，这样根据你的兴趣和爱好，就慢慢地形成很多个健康的群体，也许有踢球的、打羽毛球的、走路的、游泳的，等等。无论怎样的健康群体都能够让我们每个人在不同的健康群体里相互传递健康理念，相互分享健康生活方式，相互带动和坚持某种运动，使得每一个个体都发挥更大的作用，从而做到价值共创，每一个人在激发别人的时候，自己的价值就增加了。在群体中，每个人的健康价值也得到了提升。

　　价值共创理念在健康治理的过程中是极其重要的。让我们积极地敞开心扉，走出自我舒适圈，加入群体，共同塑造健康生活方式，分享健康生活理念，参与到健康的运动中来，共同做好健康治理，做健康的自己，维护和呵护健康家庭，共造共塑健康社会。

第二十六章
家庭健康治理

每一个个体都是健康治理的核心主体和原点，每个人生活的最基本单元是家庭，平时的生活习惯、饮食习惯、起居习惯、情绪心态等与家庭密不可分，所以健康治理不能忽视家庭健康治理这个基本单元。

只有整个家庭有了家庭健康治理意识，从生活习惯、饮食习惯、起居习惯、卫生习惯、运动习惯、家庭氛围、家庭情感交流、家庭周末生活安排、家庭学习安排、家庭工作分工等方面都建立起治理意识，才能形成良性的机制，才能够形成共识。父母带动子女，青年人带动老年人，相互之间相互促进、相互交流，形成健康的家庭生活氛围、健康的家庭生活理念、健康的家庭生活习惯、健康的家庭运动习惯等，这就使得家庭成员中的每一个人都有了一个健康的温馨的家。当一个人在这样的家庭氛围中成长，就一定会受到健康意识的熏陶，就更容易养成健康的生活习惯。

为了构筑家庭这样一个幸福的健康有机体，应该从哪些方面做起呢？

首先，健康要从娃娃抓起，尤其是孩子的时间观念、卫生习惯、饮食习惯、运动习惯等，很多都受父母或者其他长辈的影响，所以为了下一代，为了整个家庭的健康，是不是要更加注重自己的健康行为、健康饮食、健康运动、健康习惯呢？一个人在成长过程中受父母的影响非常大，所以健康要从娃娃抓起，从而构建家庭的健康治理共同体。一方面要反省自己，作为父母，包括家庭成员中的爷爷奶奶、姥姥姥爷一辈，我们的理念、方式、习惯是否健康，我们有没有给孩子从小创造一种健康的环境，推动整个家庭对健康的反思。另一方面，要有意识地带动孩子并传递健康生活方式，比如，不熬夜、不玩手机、不沉迷游戏、不吃垃圾食品、勤洗手、准时睡觉、热爱读书、喜欢运动，等等。要从他懂事开始，越早影响他，健康习惯就越容易养成。不要以为他还小，就放任他，等到他的习惯已经形成的时候，再去改变就不容易了。为什么很多家庭到孩子上小学、上中学的时候出现了孩子抗拒家长对其管教的情况，觉得什么都是父母管着，从而造成亲子矛盾？因为作为父母该管的时候、该引导的时候没有引导好，当已经形成了不好的习惯的时候再管他，就很难改变他的习惯了，甚至子女跟父母之间会产生隔阂，扭转起来非常困难。所以倡导健康治理，首先要重视家庭健康治理，要从娃娃抓起。

其次，注重家庭饮食规划，吃出健康。现在包括肥胖在内的许多疾病，都与饮食有关，家庭饮食是重要源头。因此，家庭要有规划饮食的意识，并通过共同商量调整饮食结构，结合自己家乡的饮食习惯，家庭成员的习惯、喜好来平衡家庭饮食，既照顾到大家的口味，又平衡了家庭的整体健康。在饮食方面，做到不偏食、不油腻、不多盐、不多脂肪的健康的饮食生活，合理搭配各种肉类、蔬菜、水果等，做好家庭饮食的合理规划安排，慢慢地去实施，并形成一种长期的习惯。病从口入，很多人的健康问题是吃出来的，饮食健康是家庭健康治理的重要内容。

再次，注重家庭运动休闲。父母不要一味地忙碌自己的工作，事业固然重要，但是自身的健康、孩子的健康、家庭的健康是支撑我们事业的基础。家庭健康治理，除了吃的健康，还要动起来、有活力，在健康的运动休闲中培养孩子的运动习惯和积极的生活心态。因此，注重家庭的运动休闲是尤为重要的。家庭需要做一定的家庭运动休闲规划，根据孩子上学的时间、父母工作休息的时间，使家庭成员能够做共同的运动，比如，走路、爬山、游泳、逛公园、野炊，等等。一定要有意识地做出可以实施的运动、休闲安排，这是家庭健康治理的一个重要方面。

从此，养成健康生活习惯。在家里要养成勤洗手的习惯、良好的睡眠习惯、保持家庭卫生的习惯、运动的习惯等，并形成一套良性的相互监督、相互提醒的机制，把它变成一种家庭健康生活习惯。当然这是非常困难的，但是这种健康的生活习惯一定要从家庭开始培养，通过家庭成员的相互鼓励、相互监督、相互提醒形成健康生活氛围。

最后，购买合理的健康保险。因为现在我们很多家庭都承受不了意外伤病带来的影响和打击，所以，要及早合理规划、科学筹划健康医疗保险。健康保险越早买越好，以预防一些突发的、特殊的、意外的疾病，让健康保险起到一个很好的辅助作用。至于到底投什么样的健康保险，应该向专业人士以及保险机构进行咨询，选择一定要科学、理性，不要轻信别人的蒙骗话术，要充分了解保险的条款和保障的内容。

另外，也可在适当的时候带着整个家庭参与一些健康知识学习。比如，去听一些健康知识讲座，看一些健康科普的视频等，慢慢地形成一个最基本的健康治理共同体和健康治理单元。

总之，一个家庭的健康，有赖于每一个家庭成员的付出，每一个成员用健康呵护整个家庭，一个健康的家庭才能形成，健康中国才能够真正实现。

第二十七章
单位健康治理

　　健康治理的主体是多元的，只有个人、家庭、社区、单位、社会和国家都重视健康治理，健康治理才能更加有效。

　　单位是我们社会活动、工作、生活中的一个非常重要的组织和单元，单位对健康的重视程度，涉及所在单位每一个个体的健康，也涉及一个单位整体的健康。尤其工作节奏比较快、工作压力比较大的单位，如果不注重员工健康，一味只追求工作业绩，就会导致员工出现各种各样的健康状况，这样的健康状态对单位的长期发展来说是非常不利的。所以一个好的单位，首先应该是一个健康的有机体，是一个健康的团队。无论是政府机关、事业单位、企业、社会组织等各种单位，都应该秉持一种健康治理的理念，重视单位员工的健康，把团队成员的健康和单位的事业发展放在同等重要的地位去规划并付诸行动。

　　单位健康治理的关键是单位的主要领导树立的健康治理意识，同时有赖于单位的党组织、工会等部门的具体推动，真正把职工的健康作为议事日程中的一个重要板块，每年都要做出相应的安排，把单位的健康治理作为单位工作的一个重要方面。

单位健康治理要从下面几方面加以考虑。

第一，合理的工作任务分配。单位在工作的任务分配、分工方面尽量加以平衡。如果没办法平衡的时候，要对于那些给单位做出引领作用，做出巨大贡献的人，配备相应的团队予以支持，达到人力资源的平衡，这样既不影响单位重要岗位人员在事业方面继续做出更大贡献，同时也不至于让得力的人员累倒。很多单位可能没有注意，等到把得力的人累趴下，累出了疾病，甚至严重到丧失了生命的时候，才悔之晚矣。所以工作任务与人力资源匹配的有效平衡，是单位健康治理需要考量的一个重要方面。

第二，合理的工作时间安排。如果本单位不具有特殊的工作性质和工作岗位，不在特殊的时间和应急时间阶段工作，那么尽量让单位的员工在有效的工作时间段和法定的工作时间段完成他的工作任务。让整个单位回归到常态化工作，尤其是从领导到员工要回归到正常的工作时间，而不是一味地用加班的方式来推动工作进展。如果确实需要加班，应尽量给相关的加班人员在一定的加班工作之后有一个缓冲调整和休整的时间，这样能够让他们进一步地焕发活力，做出更加有效的贡献。

第三，重视健康教育。单位的健康宣传、健康知识普及和健康教育特别重要。虽然很多人都意识到了健康非常重要，但是是否具有健康的理念，是否在运动、饮食、睡眠、未病的防治、已病的克治等方面有科学的认知，是否懂得在心理方面、压力方面进行有效舒解，这是不一定能做到的。很多人对健康的认知还是有局限性的，所以单位可以定期邀请相关的专家进行健康讲座和健康知识普及。当然健康是一个全方位的健康体系，从心理、饮食、睡眠、压力、焦虑到一些疾病的防治、运动等诸多方面都要进行教育和普及。单位的健康一定要是一个健康的生态系统，而不是简单地说哪一个员工有没有疾病，有没有疾病这是一种最终的结果，呵护单位的健康体系，一定是从全方位、多角度、多层面出发的。

第四，定期做好健康体检。疾病都有一个逐步发展的过程，早发现、早治疗、早预防极其重要，现在很多单位的健康体检都做得非常好，每年都进行健康体检的安排，这是这些年来我们社会发展的一个巨大进步。当然，还有不少单位未开展健康体检工作，这些单位应加强对职工的体检安排，尤其针对单位员工容易产生的疾病及时进行防御。

第五，做好单位健康活动的组织。比如，工间操、各种类型的运动会、进行户外运动，等等。单位作为健康治理的一个重要的治理主体，要在相关部门的组织下，定期地组织职工开展各种运动和活动，让大家在运动和活动中一方面锻炼身体，放松身心，另一方面增强团队意识，这对团体的健康治理是极为重要的。

第六，对重点个体加强关注。因为单位对很多人来说是立身之本，工作是事业的具体表现，也是生活的支撑。一个员工倒下了，不仅是单位的损失，也是家庭、社会的损失。所以对于单位里在健康方面已经出现状况的员工，要进行个性化的关注，提供相应的指导、辅助工作。从以上若干方面来倡导单位的健康治理，使得单位成为一个有健康理念、有健康治理行动的温暖有机体，从而形成一个充满生机与活力的健康共同体。

第二十八章
社区健康治理

社区是社会治理的基本单元，社区治理作为国家治理的重要方面，党中央高度重视，把加强基层社会治理体系和治理能力现代化作为一个重要的目标。中共中央、国务院专门出台了《中共中央国务院关于加强基层治理体系和治理能力现代化建设的意见》，早在2017年就出台了《中共中央国务院关于加强和完善城乡社区治理的意见》。一般讲社区治理，主要强调社区党建、社区自治、社区协商、多元共治等方面的治理内容，社区治理的核心目标是构建幸福家园。那么构建幸福家园的一个重要的因素，就是要构建健康的社区，这个健康的社区包括社区居民的健康，社区工作者的健康、社区治理就应当把健康治理作为社区治理过程中的一个环节和一项重要内容。在未来的社区治理过程中，要有意识地重视健康治理，把健康理念、健康行动、健康关爱、健康普及等在社区内进行推广，这样才能够真正构建幸福家园。

那么，社区的健康治理应该主要做哪些方面的工作？笔者觉得应该重视如下几方面。

第一，社区治理工作的内容安排中有一个板块就是社区健康治理，这是我们对社区治理内容的一种丰富，扩充了社区治理的内涵，延展了社区治理的内容，同时也是对社区治理目标的一种充实。只有把它作为社区治理的内容之一，后续的各项工作才能开展。否则大家都觉得健康治理与社区没有什么关系，工作安排上就不会增加社区健康治理的内容。

第二，在理念传播上，从社区的党组织、社区的居委会、社区的社会组织到社区社工都要传递健康社区、社区健康治理的理念。社区工作者每天都跟社区居民打交道，自身要树立健康社区、健康治理的理念，让更多的社区居民在健康理念方面达成共识，并有意识地把健康治理的观念和意识传递给更多的社区居民，让大家增强健康治理意识，提升健康治理观念，推动健康治理行动。

第三，在社区活动中，把社区活动跟社区的健康治理有效地结合起来。比如，社区组织的各项活动，打乒乓球、网球、羽毛球，还有一些趣味运动会，让社区的青少年、老年人还有其家庭成员共同参与。如果把这些活动与社区健康治理有效结合起来，会增强大家对活动的认同，让运动休闲、社区交际、健康提升有机结合，使活动更加有效果，更加有吸引力。

第四，开展健康检测和健康咨询活动。现在有的社区发挥辖区单位的作用，设置有诊所，有医院，比如，山西阳泉金三角社区，就跟辖区的医院建立了良好的对接关系，社区医院每年进行癌症筛查，定期进行健康体检和一些免费的健康检查和健康咨询活动。我们在社区活动里要整合对接资源，尽量在健康咨询，健康的体检，健康的诊断等方面为居民提供方便。

第五，完善社区的健康服务机制和设施。健全社区卫生服务中心、社区药店、社区健康运动设施和器材，在病有所医方面不断完善，无论是对缺项进行相应的补充，还是对周边资源进行整合，总之，要尽可能使社区的老百姓有一个便捷、畅通的就医保障和健康运动保障。

第六，组织社区紧急救援队。紧急救援队在社区的健康应急方面有很重要的作用。社区应组织紧急救援的志愿服务队，发挥邻里互助、应急帮扶功能。远亲不如近邻，随着社区居民的老龄化进一步加深，社区居民会发生一些突发的健康状况，有的子女不在身边，当发生突发疾病或者意外损伤时，就可以呼叫社区的志愿紧急救援队，快速开展现场抢救、救助，帮助紧急送医，用担架把居民从楼上往楼下抬等。这是社区健康治理的一个重要方面，居民在遇到需要紧急应对的情况时，如果有社区居民志愿者提供及时救助，就有了应急的救援保障。有的社区还专门与物业合作形成这样的服务机制，比如，在常态化的情况下，也有物业服务人员陪同高龄的居民去医院看病、拿药等这样的附加服务，为居民的医疗救助提供了便捷保障。

第七，完善社区老年人健康管控体系。需要在社区构建针对老年人的健康监测、紧急呼救、健康应急随访这样的机制。有一些老人单独居住，子女不在身边，远水不解近渴，有些孤寡老人，更需要社区的健康关照。因此，社区健康治理要特别重视对老年人的健康管理，建立社区老人的健康档案，建立有效的关照、随访、紧急呼叫机制，形成社区有效的健康预防和健康应急体系。

第八，健立社区健康餐厅。现在很多社区建设有社区餐厅、社区养老驿站等，为社区老人和居民提供餐饮服务。在餐饮提供方面也要有健康饮食、食品安全、营养搭配这样专业的指导、供给，使得社区提供的饮食更加健康。

最后还想强调一点，现在社区工作者的任务非常繁重，导致他们压力大，社区工作者有极大的负担和压力，需要进行一些心理咨询以及心理的调剂，可以把它也作为社区健康治理的一个重要方面。同时，也要完善社区针对居民的心理健康服务体系并增加服务站点的设置和供给。

第二十九章
怀一颗喜悦的心

在清晨锻炼时，突然有所触动，这是一个非常美丽的秋日的早晨，阳光明媚，小月河畔的景色非常漂亮，温度也特别适宜。这里有很多人漫步、晨练，但是当有的人迎面走过来的时候，你会发现他虽然在锻炼，但是他脸上的表情却带着愁苦。

其实当我们走出房门，脚踏在这块美丽的土地上的时候，我们应该尽可能接近并融入自然、忘却烦恼。烦恼，其实就是我们内心营造出来的一种情绪，或者某种状态以及内心的氛围，我们要学会尽可能释然和放下，带着一副愁苦的面容，迎接这么美丽的清晨，是非常可惜的。因此，健康治理，需要我们有一颗健康、阳光、喜悦的心。也许我们并不富有，也许我们的机体也不那么健壮，也许我们都很渺小，但是我们可以尽可能先从自我出发，从内心出发，健康最深刻的发源地就是我们的内心。让内心喜悦，不要那么多理由，只是需要我们将开心的沸点或者说喜悦的沸点降低一点，自己不要给内心的喜悦之门上锁，让我们喜悦的心更加容易被触动。这样当我们抬头看天的时候，就能看到湛蓝的天空，温暖的阳光，周围的小鸟在欢快地鸣叫，小河里的水清澈流淌，我们就会融入美好的自然，随着走路的步伐，我们的身体和心灵都会很温暖，幸福与美好会充斥我们的内心。

在任何时候都尽可能地怀揣一颗喜悦的心，当你清晨起来洗漱的时候，面对镜子给自己一个微笑，把喜悦传递给自己；当你走出门，看见路人的时候，相视而过，你可以用一种喜悦和温暖的眼神去凝望；当你到单位或学校，遇到同事或同学的时候，也许没有过多的言语，但是我们没有带着锋芒，而是带着一颗喜悦的心去面对他们。当我们内心喜悦的阀门打开的时候，我们的健康生活、健康工作才有了源泉和起点。

第三十章
做健康的有品质的你

撰写《健康治理》这本书，首先源于我的健康出了问题，我本以为自己的身体状况、身体机能非常健康，所以工作非常拼命，哪怕在疫情期间也没有放慢脚步，而是加快了脚步工作，在这两三年内做了很多关于社会治理方面的研究，撰写了很多研究报告，脚步不停歇地走访了很多社区进行调研，白天去社区调研，很多的研究报告都在晚上进行撰写，并且承担了一些政府部门的项目，很多工作都要用加班的方式完成。再加之疫情的影响，我减少了运动，以前在奥森公园至少每周会坚持10千米的健步走，自疫情以来就基本停止了，这样就使得自己体重增长了10千克，在健康体检的过程中，有个别指标敲响了警钟，对此还没有引起我的重视。直到有一天晚上跟家人一起吃饭的时候，我的心脏剧痛，让我无法忍受，当时多亏爱人带着预防心脏疾病的药物，我吃了以后有所缓解，回到家休息一夜还是没有彻底恢复。第二天就去了安贞医院进行检查，做了加强CT，结果出来以后让我感到震惊，我认为自己蛮健康的，而且很年轻，但是我的心血管有一处堵塞了50%以上，而且在一个非常重要的位置，再加上当时我工作的强度和压力都很大，这给我敲响了警钟。

在这样的情况下，我有缘跟空军总医院的心血管外科专家张红超主任进行了交流，共同探索我的病因。其中一个原因就是我的生活方式，饮食中高油、高脂、高糖，饮食不够健康，而且我爱吃面食，一次吃一大碗还不够，有一阵子我还特别喜欢吃回锅肉。另外一个原因就是运动不足，自从疫情以来，我的运动量急剧减少，虽然每天还会在家的附近走一小圈，但是运动量远远不够。此外，更严重的就是工作状态，工作任务紧迫时，常常会熬通宵，当时好像觉得自己还没什么事，但是没有想到，长此以往，本以为与我没有任何关联的疾病，竟然也来到了我的身上。当时我很消沉、痛苦、惊讶，但是有什么用呢？我不能消沉下去，我还有很多事情、项目要完成，我还有很多梦想需要实现，我还想做更多的事情、参与更多的乐趣，尽自己所能为社会、为国家做一定的贡献。所以现在反思过后，我终于发现，我缺乏的是一种理念，一种健康生活的理念，一种健康的意识，一种把这种理念变成行动的毅力。在这样的反思中，我有了让自己以及和我一样的人，通过健康治理，培育健康理念，推动健康行动的想法。

另外，因为我在做社会治理工作，尤其是基层社会治理工作，基层社会治理是一个生态系统，我那天在张红超主任办公室里沟通的时候，就提出在我的城乡基层社会治理研究院研究平台做出一个分支，就是健康治理。可以聚集社会学界、医学界、运动界、饮食界各方面的专家学者和实践者共同走到一起，来探讨如何进行健康治理、推广健康生活理念、推动健康治理行动，不要让大家在本以为身强力壮，可以做更多事情的时候，被自己的身体敲响警钟，这对自己对家庭而言都是一种打击，也没法更好地服务社会、服务国家了。这就是今天能有这样一本书放在大家面前的原因。也许你是很健康的，你像我之前一样对自己的身体状况非常自信；也许你现在身心有一些状况，心里有压力，心情焦虑，身体有不舒服的状态；也许你此时此刻身体的某一个状态已经处于一种疾病状态。这一切我认为都没有关系，我们无论在哪个状态，只要我们自己意识到了，只要我们自己作为一个原点，参与到健康治理中来，只要我们树立了健康的生活理念，探究、审视、评估了我们在饮食、运动、睡眠、压力、工作、情感等各方面的状态和问题，就可以自己进行调理，或者在别人的帮助下、在我们共同体的帮助下来进行调理，这样我们就一定能够做到没病的防治疾病，已经有病的想办法攻克疾病、治愈疾病，即使我们有一些疾病是没法根治的，我们依然可以做一个健康的自己，过有品质的生活。

综上所述，我只想做一个健康的有品质的自己，并将一些朴素的、粗浅的认识在这里分享给大家，也希望你跟我一起，跟更多的人一起，携起手来共同走向健康，做健康的、有品质的自己！

附　录

附表1　标准体重

一、标准体重

标准体重是反映和衡量一个人健康状况的重要标志之一。过胖和过瘦都不利于健康，也不会给人以健美感。不同体型的大量统计材料表明，反映正常体重较理想和简单的指标，可用身高与体重的关系来表示。

下述表格仅针对亚洲人士体型，仅做参考，上下浮动10%均为正常。

男子标准体重对照表

年龄（岁）＼体重（kg）＼身高（m）	152	156	160	164	168	172	176	180	184	188
19	51	53	54	55	57	60	62	65	69	72
21	51	53	54	55	57	60	62	65	69	72
23	52	53	55	56	58	60	63	66	70	73

年龄 （岁）	身高（m） 体重 （kg） 152	156	160	164	168	172	176	180	184	188
25	52	54	55	57	59	61	63	67	70	74
27	52	54	55	57	59	61	64	67	70	74
29	53	55	56	57	59	61	64	67	70	74
31	53	55	56	58	60	62	65	68	72	75
33	54	56	57	58	60	63	65	68	72	75
35	54	56	57	59	61	63	66	69	72	76
37	55	56	58	59	61	63	66	69	73	76
39	55	57	58	60	61	64	66	70	74	77
41	55	57	58	60	62	64	67	70	74	77
43	56	57	58	60	62	64	67	70	74	77
45	56	57	59	60	62	64	67	70	74	77
47	56	58	59	61	63	65	67	71	75	78
49	56	58	59	61	63	65	68	71	75	78
51	57	58	59	61	63	65	68	71	75	78
53	57	58	59	61	63	65	68	71	75	78
55	56	58	59	61	63	65	68	71	75	78
57	56	57	59	60	62	65	67	70	74	77
59	56	57	58	60	62	64	67	70	74	77
61	56	57	58	60	62	64	67	70	74	77
63	56	57	58	60	62	64	67	70	74	77
65	56	57	58	60	62	64	67	70	74	77
67	56	57	58	60	62	64	67	70	74	77
69	56	57	58	60	62	64	67	70	74	77

女子标准体重对照表

年龄（岁）／体重（kg）	身高（m）									
	152	156	160	162	164	166	168	170	172	176
19	46	47	49	50	51	52	54	56	58	60
21	46	47	49	50	51	52	54	56	58	60
23	46	47	49	50	51	52	54	56	58	60
25	46	48	49	50	51	53	55	56	59	61
27	47	48	50	51	52	53	55	56	59	61
29	47	49	51	52	53	54	56	58	59	62
31	48	49	51	52	53	54	56	58	60	62
33	48	50	51	52	53	55	57	58	60	63
35	49	50	52	52	53	55	57	59	61	63
37	49	51	53	53	54	56	59	60	61	64
39	50	52	53	53	55	57	59	60	62	65
41	51	52	54	54	55	57	59	61	62	65
43	51	53	55	55	56	58	60	62	63	66
45	52	53	55	55	57	58	60	62	63	66
47	52	53	55	56	57	58	60	62	63	67
49	52	53	56	56	57	59	60	62	63	67
51	52	54	56	56	57	59	61	62	63	67
53	53	54	56	56	58	59	61	62	64	67
55	53	54	56	57	58	60	61	63	64	67
57	53	55	56	57	58	60	61	63	64	68
59	53	55	56	57	58	60	61	63	64	68
61	53	54	56	56	57	59	61	63	64	67

身高（m） 年龄（岁） 体重（kg）	152	156	160	162	164	166	168	170	172	176
63	52	54	55	56	57	59	61	62	63	67
65	52	54	55	56	57	59	61	62	63	66
67	52	54	55	56	57	59	61	62	63	66
69	52	54	55	56	57	59	61	62	63	66

二、简单计算方法

标准体重（kg）= 身高（cm）−105

例如，一个身高170厘米的男子，他的标准体重应该是：170（cm）−105=65（kg）。凡是超过标准体重10%者为偏重，超过20%者为肥胖；低于标准体重10%者为偏瘦，低于20%者为消瘦。

注意：上述计算方法只适用于成年人。对儿童、老年人，或者身高过于矮小的人士并不适用。

附表2 体质指数

BMI 指数（英文为 Body Mass Index，简称 BMI），简称体质指数，是用体重（kg）除以身高（m）的平方得出的数字，是国际上常用的衡量人体胖瘦程度以及是否健康的一个标准。当我们需要比较及分析同样的体重对不同高度的人所带来的健康影响时，BMI 值是一个中立而可靠的指标。

BMI 分类	WHO 标准	亚洲标准	中国参考标准	相关疾病发病的危险性
体重过低	BMI ＜ 18.5	BMI ＜ 18.5	BMI ＜ 18.5	低（但其他疾病危险性增加）
正常范围	BMI ≥ 18.5	BMI ≥ 18.5	BMI ≥ 18.5	平均水平
超重	BMI ≥ 25	BMI ≥ 23	BMI ≥ 24	增加
肥胖前期	BMI ≥ 25	BMI ≥ 23	BMI ≥ 24	增加
Ⅰ 度肥胖	BMI ≥ 30	BMI ≥ 25	BMI ≥ 28	中度增加
Ⅱ 度肥胖	BMI ≥ 35	BMI ≥ 30	BMI ≥ 30	严重增加
Ⅲ 度肥胖	BMI ≥ 40	BMI ≥ 40	BMI ≥ 40	非常严重增加

体质指数 BMI = 体重（kg）/ 身高（m）的平方，即 $BMI=kg/m^2$

（我国体质标准：正常范围18.5~23.9，超重24~27.9，肥胖 ≥ 28.0）

附表3 正常血压值

参考各年龄段血压的正常值，方便现代人及时了解自己的血压，及时发现高血压，及时治疗。高血压疾病已经成为危害现代人健康的疾病之一。以下为中国人的平均正常血压参考值。

血压标准

年龄（岁）	男		女	
	收缩压（mmHg）	舒张压（mmHg）	收缩压（mmHg）	舒张压（mmHg）
16~20	115	73	110	70
21~25	115	73	110	71
26~30	115	75	112	73
31~35	117	76	114	74
36~40	120	80	116	77
41~45	124	81	122	78
46~50	128	82	128	79
51~55	134	84	134	80
56~60	137	84	139	82
61~65	148	86	145	83

注：以上统计为1998年完成的，如今人的平均血压有所增加。

如果发现血压高于正常值，则需要一个反复测量和监测的过程，如果确定患有高血压，那么就需要进行一次全面的体检，确定病因并加以治疗。

附表 4　血脂标准

血脂是血浆中的中性脂肪（甘油三酯）和类脂（磷脂、糖脂、固醇、类固醇）的总称，广泛存在于人体中。它们是生命细胞的基础代谢必需物质。一般说来，血脂中的主要成分是甘油三酯和胆固醇，其中甘油三酯参与人体内的能量代谢，而胆固醇则主要用于合成细胞浆膜、类固醇激素和胆汁酸。

血脂四项检查各项标准：

总胆固醇：2.8~5.17mmol/L

甘油三酯：0.56~1.7mmol/L

胆固醇脂：2.8~5.17mmol/L（110~200mg/dl），占总胆固醇的0.70~0.75（70%~75%）

高密度脂蛋白：男性：0.96~1.15mmol/L；女性：0.90~1.55mmol/L

低密度脂蛋白：0~3.1mmol/L

脂肪肝血脂化验单：

临床上常用的化验项目主要有：总胆固醇（TC）、甘油三酯（TG）、高密度脂蛋白胆固醇（HDL-C）、低密度脂蛋白胆固醇（LDL-C）、载脂蛋白 A1（ApoA1）、载脂蛋白 B（ApoB）6项。它们的正常值为：

TC（成人）：2.86~5.98mmol/L（110~230mg/dl）

TG：0.22~1.21mmol/L（20~110mg/dl）

HDL-C：0.9~2.19mmol/L（35~85mg/dI）

LDL-C：<3.12mmol/L（120mg/dl）

ApoA1：110~160mg/dl

ApoB：69~99mg/dl

脂肪肝为一种代谢性疾病，主要表现为脂肪代谢异常。脂肪肝患者血脂检查可见血脂明显增高，表现为 TC、TG、ApoB 均明显增高，另外几项不增高或增高不明显。

上述各指标数值因各个医疗单位的检测方法、实验条件差异可出现不完全相同的正常值。一般情况下，在化验单上都标有正常参考值，可对比测定的各项指标是否超过了正常范围。

附表5　血糖正常值

一、血糖正常值的定义

血糖正常值是指人空腹的时候血糖值在3.9~6.1mmol/L，血糖值对于治疗疾病和观察疾病都有着指导意义。空腹血浆血糖超过7.0mmol/L 就有可能是糖尿病。

血糖值对照表（血糖浓度单位：mmol/L）

诊断	条件	静脉（全血）	毛细血管	静脉（血浆）
糖尿病	空腹	≥6.1	≥6.1	≥7.0
	服糖后两小时	≥10.0	≥11.1	≥11.1
糖耐量受损	空腹			
	服糖后两小时	6.7~10.0	7.8~11.1	7.8~11.1
空腹血糖受损	空腹	5.6~6.1	5.6~6.1	6.1~7.0
	服糖后两小时			

二、空腹血糖正常值

一般空腹全血血糖为3.9~6.1mmol/L（70~110mg/dl），血浆血糖为3.9~6.9mmol/L（70~125mg/dl）。

空腹全血血糖≥6.7mmol/L（120mg/dl）、血浆血糖≥7.8mmol/L（140mg/dl），2次重复测定可诊断为糖尿病。

当空腹全血血糖在5.6mmol/L（100mg/dl）以上，血浆血糖在6.4mmol/L（115mg/dl）以上，应做糖耐量试验。

当空腹全血血糖超过11.1mmol/L（200mg/dl）时，表示胰岛素分泌极少或缺乏。因此，空腹血糖显著增高时，不必进行其他检查，即可诊断为糖尿病。

三、餐后血糖正常值

餐后1小时：血糖6.7~9.4mmol/L。最多也不超过11.1mmol/L（200mg/dl）。

餐后2小时：血糖≤7.8mmol/L。

餐后3小时：第三小时后恢复正常，各次尿糖均为阴性。

孕妇血糖正常值：

孕妇空腹不超过5.1mmol/L。

孕妇餐后1小时：餐后1小时血糖值一般用于检测孕妇糖尿病，权威数据表明孕妇餐后1小时不得超过10.0mmol/L才是血糖的正常水平。

孕妇餐后2小时：餐后正常血糖值一般规定不得超过11.1mmol/L，而孕妇餐后2小时正常血糖值规定不得超过8.5mmol/L。

附表6 膳食指南

《中国居民膳食指南（2016）》于2016年5月13日发布，是为了提出符合我国居民营养健康状况和基本需求的膳食指导建议而制定的法规。针对2岁以上的所有健康人群提出6条核心推荐。

一、食物多样，谷类为主

每天的膳食应包括谷薯类、蔬菜水果类、畜禽鱼蛋奶类、大豆坚果类等食物。平均每天摄入12种以上食物，每周25种以上。每天摄入谷薯类食物250~400g，其中全谷物和杂豆类50~150g，薯类50~100g。食物多样、谷类为主是平衡膳食模式的重要特征。

二、吃动平衡，健康体重

各年龄段人群都应天天运动，保持健康体重。食不过量，控制总能量摄入，保持能量平衡。坚持日常身体活动，每周至少进行5天中等强度身体活动，累计150分钟以上；主动身体活动最好每天6000步。减少久坐时间，每小时起来运动一下。

三、多吃蔬果、奶类、大豆

蔬菜水果是平衡膳食的重要组成部分，奶类富含钙，大豆富含优质蛋白质。餐餐有蔬菜，保证每天摄入300~500g蔬菜，深色蔬菜应占1/2。天天吃水果，保证每天摄入200~350g新鲜水果，果汁不能代替鲜果。吃各种各样的奶制品，相当于每天液态奶300g。经常吃豆制品，适量吃坚果。

四、适量吃鱼、禽、蛋、瘦肉

鱼、禽、蛋和瘦肉摄入要适量。每周吃鱼280~525g，畜禽肉280~525g，蛋类280~350g，平均每天摄入总量120~200g。优先选择鱼类和禽类。吃鸡蛋不弃蛋黄。少吃肥肉、烟熏和腌制肉制品。

五、少盐少油，控糖限酒

培养清淡饮食习惯，少吃高盐和油炸食品。成人每天食盐不超过6g，每天烹调油25~30g。控制糖的摄入量，每天摄入不超过50g，最好控制在25g以下。每日反式脂肪酸摄入量不超过2g。足量饮水，成年人每天7~8杯（1500~1700mL），提倡饮用白开水和茶水；不喝或少喝含糖饮料。儿童少年、孕妇、乳母不应饮酒。成人如饮酒，男性一天饮用酒的酒精量不超过25g，女性不超过15g。

六、杜绝浪费，兴新食尚

珍惜食物，按需备餐，提倡分餐不浪费。选择新鲜卫生的食物和适宜的烹调方式。食物制备生熟分开，熟食二次加热要热透。学会阅读食品标签，合理选择食品。多回家吃饭，享受食物和亲情。传承优良文化，兴饮食文明新风。

附表7 运动标准

一、运动标准的定义

《国家体育锻炼标准》，是对6~69岁男女各个年龄段的体育锻炼标准进行设定，它对速度、耐力、力量、柔韧、灵敏度共5方面进行训练，包括25米往返跑、30秒跳绳、绕杆跑、坐位体前屈、曲线托球跑、掷实心球、仰卧起坐、仰卧举腿、3000米快走等运动项目。对每个项目都设定了优秀、良好、及格、不及格的评级标准，是一套全面衡量国民体育锻炼水平的标准化体系。

二、如何合理地运动

（一）了解运动对健康的益处。建议个人提高身体活动意识，培养运动习惯。了解和掌握全民健身、身体活动相关知识，将身体活动融入日常生活，掌握运动技能，少静多动，减少久坐，保持健康体重；科学运动，避免运动风险。

（二）动则有益，贵在坚持。运动前需了解患病史及家族病史，评估身体状态，鼓励在家庭医生或专业人士指导下制订运动方案，选择适合自己的运动方式、强度和运动量，减少运动风险。鼓励每周进行3次以上，每次30分钟以上的中等强度运动，或者累计150分钟中等强度或75分钟高强度身体活动。日常生活中要尽量多动，达到每天6000~10000步的身体活动量。吃动平衡，让摄入的多余能量通过运动的方式消耗，达到身体各项机能的平衡。一次完整的运动包括准备活动、正式运动、整理活动。一周运动健身包括有氧运动、力量练习、柔韧性练习等内容。提倡家庭配备适合家庭成员使用的小型、便携、易操作的健身器材。

（三）老年人运动有助于保持身体功能的稳定，减缓认知功能的退化。提倡老年人量力而行，选择与自身体质和健康状况相适应的运动方式。在重视有氧运动的同时，进行肌肉力量练习和柔韧性锻炼，适当进行平衡能力锻炼，强健骨骼肌肉系统，预防跌倒。提倡老年人参加运动期间定期测量血压和血糖，调整运动量。

（四）特殊人群，如孕妇、慢性病患者、残疾人等，建议在医生和专业运动人士的指导下进行运动。单纯性肥胖患者至少要达到一般成年人的运动量。控制体重的同时每天要进行45分钟以上的中低强度的运动。在降低体重过程中，建议强调肌肉力量锻炼，避免肌肉和骨骼重量的下降。提倡采用运动与饮食控制相结合的方式来降低体重。

（五）以体力劳动为主的人群，要注意劳逸结合，避免"过劳"，通过运动促进身体的全面发展。可在工作一段时间后换一种放松的运动方式，减轻肌肉的酸痛和僵硬，消除局部的疲劳，但运动量和运动强度都不宜过大。

附表8 心理健康自测

心理健康（正常心理状态）

心理健康是指心理的各方面及活动过程处于一种良好或正常的状态。心理健康的理想状态是保持性格完好、智力正常、认知正确、情感适当、意志合理、态度积极、行为恰当、适应良好的状态。

程度自测

世界卫生组织认为心理健康比躯体健康的意义更重要。现将测定心理老化的16个问题列表如下，你也不妨来测测：

1. 是否变得很健忘？

2. 是否经常束手无策？

3. 是否总把心思集中在以自己为中心的事情上？

4. 是否喜欢谈起往事？

5. 是否总是爱发牢骚？

6. 是否对发生在眼前的事漠不关心？

7. 是否对亲人产生疏离感，甚至想独自生活？

8. 是否对接受新事物感到非常困难?

9. 是否对与自己有关的事过于敏感?

10. 是否不愿与人交往?

11. 是否觉得自己已经跟不上时代?

12. 是否常常很冲动?

13. 是否常会莫名其妙地伤感?

14. 是否觉得生活枯燥无味,没有意义?

15. 是否渐渐喜好收集不实用的东西?

16. 是否常常无缘无故地生气?

如果你的答案有7条以上是肯定的,那么你的心理就出现老化的危机了,要小心保护自己的心理了。

如何科学调整自己的心理健康?

1. 提高心理健康意识,追求心身共同健康。每个人一生中可能会遇到多种心理健康问题,主动学习和了解心理健康知识,科学认识心理健康与身体健康之间的相互影响,保持积极健康的情绪,避免持续消极情绪对身体健康造成伤害。倡导养德养生理念,保持中和之道,提高心理复原力。在身体疾病的治疗中,要重视心理因素的作用。自我调适不能缓解时,可选择寻求心理咨询与心理治疗,及时疏导情绪,预防心理行为问题和精神障碍发生。

2.使用科学的方法缓解压力。保持乐观、开朗、豁达的生活态度，合理设定自己的目标。正确认识重大生活、工作变故等事件对人的心理造成的影响，学习基本的减压知识，学会科学有益的心理调适方法。学习并运用健康的减压方式，避免使用吸烟、饮酒、沉迷网络或游戏等不健康的减压方式。学会调整自己的状态，找出不良情绪背后的消极想法，根据客观现实进行调整，减少非理性的认识。建立良好的人际关系，积极寻求人际支持，适当倾诉与求助。保持健康的生活方式，积极参加社会活动，培养健康的兴趣爱好。

3.重视睡眠健康。每天保证充足的睡眠时间，工作、学习、娱乐、休息都要按作息规律进行，注意起居有常。了解睡眠不足和睡眠问题带来的不良心理影响，出现睡眠不足及时设法弥补，出现睡眠问题及时就医。要在专业指导下用科学的方法改善睡眠，服用药物需遵医嘱。

4.培养科学运动的习惯。选择并培养适合自己的运动爱好，积极发挥运动对情绪的调节作用，在出现轻度情绪困扰时，可结合运动促进情绪缓解。

5.正确认识抑郁、焦虑等常见情绪问题。出现心情压抑、愉悦感缺乏、兴趣丧失，伴有精力下降、食欲下降、睡眠障碍、自我评价下降、对未来感到悲观失望等表现，甚至有自伤、自杀的念头或行为，持续存在2周以上，可能患有抑郁障碍；突然或经常莫名其妙地感到紧张、害怕、恐惧，常伴有明显的心慌、出汗、头晕、口干、呼吸急促等躯体症状，严重时有濒死感、失控感，如频繁发生，可能患有焦虑障碍。一过性的或短期的抑郁、焦虑情绪，可通过自我调适或心理咨询予以缓解和消除，不用过分担心。抑郁障碍、焦虑障碍可以通过药物、心理干预或两者相结合的方式治疗。

6. 出现心理行为问题要及时求助。可以向医院的相关科室、专业的心理咨询机构和社会工作服务机构等寻求专业帮助。要认识到求助于专业人员既不等于自己有病，更不等于病情严重，而是负责任、有能力的表现。

7. 精神疾病治疗要遵医嘱。诊断精神疾病，要去精神专科医院或综合医院专科门诊。确诊后应及时接受正规治疗，听从医生的建议选择住院治疗或门诊治疗，主动执行治疗方案，遵照医嘱全程、不间断、按时按量服药，在病情得到有效控制后，不急于减药、停药。门诊按时复诊，及时、如实地向医生反馈治疗情况，听从医生指导。精神类药物必须在医生的指导下使用，不得自行任意服用。

8. 关怀和理解精神疾病患者，减少歧视。学习了解精神疾病的基本知识，知道精神疾病是可以预防和治疗的，尊重精神病人，不歧视患者。要认识到精神疾病在得到有效治疗后，可以缓解和康复，可以承担家庭功能与工作职能。要为精神疾病患者及其家属、照护者提供支持性的环境，提高患者心理行为技能，使其获得自我价值感。

9.关注家庭成员心理状况。家庭成员之间要平等沟通交流，尊重家庭成员的不同心理需求。当与家庭成员发生矛盾时，不采用过激的言语或伤害行为，不冷漠回避，而是要积极沟通加以解决。及时疏导不良情绪，营造相互理解、相互信任、相互支持、相互关爱的家庭氛围和融洽的家庭关系。

附表9　睡眠标准

睡眠标准

针对不同年龄段的群体,《健康中国行动（2019—2030年）》中明确了不同的睡眠合格时长。

- 小学生每天睡眠10小时

- 初中生每天睡眠9小时

- 高中生每天睡眠8小时

- 成人每天睡眠7~8小时

睡眠时间不达标有好多危害，熬夜是这样伤身的：

1. 皮肤受损

皮肤在晚10~11点进入保养状态，长时间熬夜，人的内分泌和神经系统就会失调，使皮肤干燥、弹性差、晦暗无光，出现暗疮、粉刺、黑斑等问题。

2. 记忆力下降

熬夜者的交感神经在夜晚保持兴奋，到了白天就会出现没精神、头昏脑涨、记忆力减退、注意力不集中、反应迟钝等。时间长了，还会出现神经衰弱、失眠等问题。

3. 肠胃危机

人的胃黏膜上皮细胞平均2~3天就要更新一次，并且一般是在夜间进行的。

如果夜间进餐，胃肠道得不到休息，会影响其修复过程。夜宵长时间停滞在胃中，促使胃液大量分泌，久而久之，易导致胃黏膜糜烂、溃疡。

4. 免疫力下降

经常处于熬夜、疲劳、精神不振的状况，人体的免疫力会跟着下降，感冒、过敏等就会不期而至地找到你头上。

5. 心脏病风险

长期"黑白颠倒"的人，不仅脾气会变坏，内脏也得不到及时调整，使心脏病的患病概率升高。

你的睡眠怎么样？可以用以下睡眠状况自评量表测试

睡眠状况自评量表（Self-Rating Scale of Sleep，SRSS）由中国心理卫生协会常务理事、《中国健康心理学》杂志执行主编李建明教授编制，并在全国协作组制定出中国常模（标准）。在量表的修改过程中得到了北京医科大学许又新教授、华西医科大学刘协和教授的指导和帮助。

此量表有10个题目，请仔细阅读每一条，把意思弄明白，然后根据您近1个月内的实际情况，在最适合您状况的答案序号上打一钩（√）。每个项目分5级评分（1~5），评分越高，说明睡眠问题越严重。此量表最低分为10分（基本无睡眠问题），最高分为50分（最严重）。

睡眠状况自评量表（SRSS）

姓　名：　　　　性　别：　　　年　龄：　　　职　业：

1. 您觉得平时睡眠足够吗？①睡眠过多了 ②睡眠正好 ③睡眠欠一些 ④睡眠不够 ⑤睡眠时间远远不够

2. 您在睡眠后是否已觉得充分休息过了？①觉得充分休息过了 ②觉得休息过了 ③觉得休息了一点 ④不觉得休息过了 ⑤觉得一点儿也没休息

3. 您晚上已睡过觉，白天是否打瞌睡？① 0~5天 ②很少（6~12天）③有时（13~18天）④经常（19~24天）⑤总是（25~31天）

4. 您平均每个晚上大约能睡几小时？①≥ 9小时 ② 7~8小时 ③ 5~6小时 ④ 3~4小时 ⑤ 1~2小时

5. 您是否有入睡困难？① 0~5天 ②很少（6~12天）③有时（13~18天）④经常（19~24天）⑤总是（25~31天）

6. 您入睡后中间是否易醒？①0~5天 ②很少（6~12天）③有时（13~18天）④经常（19~24天）⑤总是（25~31天）

7. 您在醒后是否难于再入睡？①0~5天 ②很少（6~12天）③有时（13~18天）④经常（19~24天）⑤总是（25~31天）

8. 您是否多梦或常被噩梦惊醒？①0~5天 ②很少（6~12天）③有时（13~18天）④经常（19~24天）⑤总是（25~31天）

9. 为了睡眠，您是否吃安眠药？①0~5天 ②很少（6~12天）③有时（13~18天）④经常（19~24天）⑤总是（25~31天）

10. 您失眠后心情（心境）如何？①无不适 ②无所谓 ③有时心烦、急躁④心慌、气短⑤乏力、没精神、做事效率低

附表10　健康标准

健康标准

世界卫生组织关于健康的定义："健康乃是一种在身体上，精神上的完满状态，以及良好的适应力，而不仅仅是没有疾病和衰弱的状态。"这就是人们所指的身心健康，也就是说，一个人在躯体健康、心理健康、社会适应良好和道德健康四方面都健全，才是完全健康的人。

世界卫生组织提出的健康的十条标准：

（1）精力充沛，能从容不迫地应付日常生活和工作的压力而不感到过分紧张。

（2）处事乐观，态度积极，乐于承担责任，事无巨细不挑剔。

（3）善于休息，睡眠良好。

（4）应变能力强，能适应环境的各种变化。

（5）能够抵抗一般性感冒和传染病。

（6）体重得当，身材均匀，站立时头、肩、臂位置协调。

（7）眼睛明亮，反应敏锐，眼睑不发炎。

（8）牙齿清洁，无空洞，无痛感；齿龈颜色正常，不出血。

（9）头发有光泽，无头屑。

（10）肌肉、皮肤富有弹性，走路轻松有力。

附表11　健康生活方式

健康生活方式

美国加州大学公共健康系莱斯特·布莱斯诺博士对约7000名11~75岁的不同阶层、不同生活方式的男女居民进行了9年的研究，结果证实，人们的日常生活方式对身体健康的影响远远超过所有药物的影响。

据此，布莱斯诺博士和他的合作者研究出一套简明的、有助于健康的生活方式，如下：

（1）每日保持7~8小时睡眠。

（2）有规律的早餐。

（3）少吃多餐（每日可吃4~6餐）。

（4）不吸烟。

（5）不饮或饮少量低度酒。

（6）控制体重（不低于标准体重10%，不高于20%）。

（7）规律的锻炼（运动量适合本人的身体情况）。

此外，每年至少检查一次身体。布莱斯诺博士指出，它适用于各种年龄的人，特别适用于身体功能处于下降阶段的人。若能遵循上述7种习惯去生活，那么将会使你终身受益。一般来说，年龄超过55岁的人如果能按上述的6种至7种习惯去生活，将比仅仅遵循三种或更少的习惯生活的人长寿7~10年。

（转载自《体教融合下的青少年全面健康与发展研究》）